中国石斛类药材 HPLC 特征图谱

主编

魏　刚　顺庆生　徐一新　黄月纯

俞巧仙　汪玲娟　何家轩　刘志霞

四川科学技术出版社

图书在版编目（CIP）数据

中药石斛类药材HPLC特征图谱 / 魏刚等主编. -- 成都：四川科学技术出版社，2020.1
ISBN 978-7-5364-9726-9

Ⅰ．①中… Ⅱ．①魏… Ⅲ．①石斛－高速液体色谱－图谱 Ⅳ．①R282.71-64

中国版本图书馆CIP数据核字(2020)第026085号

中国石斛类药材HPLC特征图谱

出 品 人	钱丹凝
主 编	魏 刚等
责任编辑	李迎军
封面设计	殷 霖
版面设计	殷 霖
责任出版	欧晓春
出版发行	四川科学技术出版社
	成都市槐树街2号 邮政编码 610031
	官方微博：http://e.weibo.com/sckjcbs
	官方微信公众号：sckjcbs
	传真：028-87734039
成品尺寸	210mm×285mm
	印张11.25 字数290千
印 刷	昆明精妙印务有限公司
版 次	2020年4月第一版
印 次	2020年4月第一次印刷
定 价	198.00元

ISBN 978-7-5364-9726-9

《中国石斛类药材 HPLC 特征图谱》

主　编

魏　刚　广州中医药大学

顺庆生　上海健康医学院

徐一新　上海健康医学院

黄月纯　广州中医药大学

俞巧仙　浙江森宇股份有限公司

汪玲娟　浙江森宇股份有限公司

何家轩　霍山县长冲中药材开发有限公司

刘志霞　赤水芝绿金钗石斛生态园开发有限公司

课题组研究人员

吴成凤　周春花　叶家宏　杨丽娥　陈志辉　梁芷韵　周楚娟　黄丹丹　任　晋

罗　明　黄俊彬　石添香　陈欢欢　李运容　张俊仪　王雅文　陶盛昌　柯汉女

杨永军　王雅君　孙运刚　宁若男　张一芳　郑兰红　朱友龙　黄凯伟　谢镇山

欧斯健　张龙开　蒋　梅　张小凤　黄嘉惠　刘晨星　段淑娜　黄春蕾　王　欢

前 言

中药石斛来源于兰科植物。全世界兰科植物约700属，近20 000种，世界各地均有分布，主要在热带和亚热带地区。兰科植物中不少属与种可作为药用。我国兰科有170余属，1 200余种，而石斛属（*Dendrobium*）有74种和2变种［《中国植物志》（1999）］，近年有报道称：石斛属种已超过80种。主要分布于我国秦岭以南各省区，尤以云南南部为多。石斛属植物众多，但大部分石斛属植物并没有药用的历史，而民间又多把石斛属植物当作石斛类药材，导致石斛类药材是中药中品种最为复杂的一类。通过对石斛类药材品种源流考证，理清其应用历史和现状，分析其存在的问题，对石斛类药材的正本清源有重要意义。

石斛一名最早见于《神农本草经》，列为上品，至今已有2 000年以上的药用历史。早期本草所记载的石斛药材性状描述有生石上、细实、蚱蜢髀、金钗条等；明代李时珍的《本草纲目》对石斛（以金钗石斛为主）的描述相当详细；清代赵学敏的《本草纲目拾遗》对霍山石斛记载极为详尽；而吴其濬的《植物名实图考》记载了3种石斛。由此可见，从《神农本草经》至清代诸家本草对石斛的产地、形态、生境等叙述与现今石斛属植物或石斛类药材情况基本吻合，自古以来石斛的正品当为石斛属植物。近代对石斛种属的研究真正引起关注的是20世纪30年代。中华人民共和国成立后，1960年，《中药志》记载了12种石斛属植物，1963年，《中华人民共和国药典》（一部）收录了石斛属若干种，但没有具体的拉丁学名；1977年，《中华人民共和国药典》开始收载了5种石斛；直至2000年版《中华人民共和国药典》共5版记载的种类完全相同。而较系统研究石斛的是：包雪声、顺庆生等2001年出版了我国第一部药用石斛专著《中国药用石斛》（彩色图谱），共收载石斛属植物51种，对石斛属的部分种类的化学成分作了分析，并收集20余种非石斛属植物；2005年又出版了《中药用石斛图志》，除收集51种石斛属植物外，对41种石斛的茎作了横切面显微图，以示各种间的区别，并且对51种石斛中能制作枫斗的植物加以分析，特别是理清了各自的正确拉丁文学名、植物名及药材名，并纠正了许多所谓的异名。

霍山石斛的研究兴起是从20世纪90年代，2003年出版了《中华仙草之最——霍山石斛》，这个书名的出现，为的是引起广泛的关注。因为霍山石斛是典型的道地和优质的石斛。霍山石斛为2005版《中华人民共和国药典》收载，曾做了大量调查和实验，并起草正文和起草说明，在当时均达到了入典要求，但未能如愿。直至2014年，魏刚、顺庆生、杨明志主编并出版了《石斛求真》，对我国石斛的历史传统等作了全面的考证与实地考察，真正达到求石斛之"真"的目的。近30年来学者们对石斛类植物和药材作了大量研究和报道。《中华人民共和国药典》从2005年版至2015版对石斛进行了进一步的调整和规范，但是在一些关键问题上仍尚未厘清。

为引起对霍山石斛的重视，2015年由魏刚、顺庆生等编撰了《中华仙草——霍山石斛》，虽然去掉前一本仙草中"之最"二字，目的也是为了引起广泛的注意，这本书中增加了鲜为人知的大量史料，同时建立了霍山石斛高效液相色谱法（HPLC）特征指纹图谱。目的是为了争取霍山石斛早日被《中华人民共和国药典》收载。

多年来市场上石斛药材的种类繁多，特别是枫斗的加工来源极为复杂，顺庆生、魏刚等于2016年编著并出版了《中华枫斗》，书中收载了全国各类枫斗，包括混淆品和伪品50余种，基本上涵盖了石斛类药材的全貌，并对枫斗的起源、历史及枫斗的加工制作等，作了极为详尽的考证和论证。同时对所有枫斗的加工的原植物、新鲜药材严格对应，绝无混淆，所有样品标本均封存备查，经得起核对，是我国唯一的一本枫斗大全。问题还是回到原点，因为枫斗的起源是霍山石斛，所以提示我们从霍山石斛历史研究入手，而引起对其他石斛类药材历史深入的探究，这才是科学态度。

2017年11月，顺庆生、魏刚、王雅君发表《石斛类药材品种的历史和现状》一文，对我国石斛的历史与现状发表了看法，从中华人民共和国成立以来，石斛药材类别到《中华人民共和国药典》列版的变化作了全面的清理，并提出了石斛条目如何应对的修正意见，引起学界的广泛关注。

质量基础研究方面，2014年12月，魏刚、顺庆生团队建立了霍山石斛HPLC特征图谱分析方法，初步拟定黄酮类成分指标群，为霍山石斛的质量控制提供了方法依据，结果同时表明特征图谱能有效区分霍山石斛与细茎石斛；2016年团队成员吴成凤等进一步通过超高效液相色谱——电喷雾串联质谱法对霍山石斛进行特征指纹图谱研究，鉴定了其中8个主要特征峰，为霍山石斛黄酮类特征组分的研究奠定基础；2018年同一课题组王雅文等对铁皮石斛与霍山石斛中的甘露糖、葡萄糖及柚皮素进行了含量比较的研究，研究表明甘露糖、葡萄糖单糖含量测定可应用于霍山石斛的定量质控指标；但依据两种石斛的总多糖含量、水解后的单糖含量与峰面积比值以及柚皮素含量，无法区分铁皮石斛与霍山石斛，需结合其他专属性方法方能对两种石斛进行区别；课题组还同时开展了霍山石斛的TLC鉴定研究，并初步建立有效区分霍山石斛、铁皮石斛、金钗石斛等的鉴别方法。

同时，顺庆生、徐一新、魏刚于2019年初发表的《中药石斛正本清源之霍山石斛》一文，纠正了《神农本草经》所记载的石斛应为霍山石斛，而非石斛（D.nobile）。同时课题组在《分离科学杂志》发表了《采用薄层色谱、高效液色谱和高效液色谱联用电喷雾电离多级串联质谱法鉴定霍山石斛中的黄酮类化合物，并与石斛属近源物种进行比较》一文。研究结果表明霍山石斛的化学组分特征图谱可与其他39种石斛严格区分。

中药材特征图谱（或指纹图谱）是指中药材或中成药经适当处理后，采用一定的分析手段，得到的能够指示该中药材或中成药特性的共有峰的图谱。目前HPLC已成为研究特征指纹图谱的主要手段，中药指纹图谱已成为天然药辨别真假的最有力武器。当前，指纹图谱已为国际社会所认可，美国FDA和WHO对草药成品的指南中均提到指纹图谱的要求；《中华人民共和国药典》2010年版首次收载了色谱指纹图谱及特征图谱，在整体性控制中药质量方面有了大幅度的提高。

石斛类药材特征指纹图谱研究的意义①真伪鉴别：针对众多石斛（枫斗）真伪难辨，市场多有假冒铁皮石斛、霍山石斛等现象，如果能找到铁皮石斛、霍山石斛等贵重药材的道地特征，无疑对规范市场起到重要的作用；②成品验真：除鲜品、枫斗外，将铁皮、米斛打成粉末，或制成片剂、颗粒剂、膏剂等，采用特征指纹图谱有利于判断是否加入其他石斛；③栽培品质判断：与成熟样品之特征指纹图谱比对，可以跟踪栽培的时间长短，栽培品质是否达到采摘要求；甚至栽培品、仿野生、野生的品质差异。此外，今后在石斛化学指纹图谱研究的基础上，进一步辨识和确定与特定药效指标相关的药效成分群，建立药效指标与化学组分之间的对应关系——药效组分指纹图谱，则能进一步解决石斛质量评价的科学性问题。

所以，笔者等近年针对铁皮石斛、霍山石斛、金钗石斛、齿瓣石斛、美花石斛、叠鞘石斛、流苏石斛、玫瑰石斛等市场主要品种开展了HPLC特征指纹图谱研究，作为鉴定标准的一个初步探讨，同时在霍山石斛特征指纹图谱药典标准的基础研究中，对40种的石斛开展了分析比较。本课题在研究过程中，部分样品的采集得到了中国中药协会石斛专业委员会杨明志主任的大力帮助，他多年来对石斛的研究和开发做出了较大贡献。同时，也要感谢云南龙陵石斛研究所所长赵菊润对部分样品的收集，她对齿瓣石斛研究和开发做了大量工作。浙江森宇股份有限公司多年来对铁皮石斛作了大量富有成效的工作，并提供了研究成果。霍山县长冲中药材开发有限公司对霍山石斛的保护种源起了决定的作用。贵州赤水芝绿金钗石斛生态园开发有限公司，对金钗石斛的研究和开发作了大量工作；这些在本书中均有所体现。

中医中药是炎黄子孙在长期与疾病斗争过程中不断创造、积累、丰富发展起来的一门科学。而中药中最为奇特的是石斛类药材，石斛属74种2个变种，作为一个统一的以性味功能主治为一体的一味中药是非常罕见的，而现实存在于《中华人民共和国药典》中，除指定五种石斛外，"同属植物近似种的新鲜或干燥茎"均可使用。中华人民共和国成立以来，有关专家对石斛的研究硕果累累，石斛类化学成分已基本理清，传统考证也清晰，比如，金钗石斛的化学成分为生物碱类，其味苦，性寒，以清热为主证；铁皮石斛化学成分为多糖，味甘而微咸；以养阴为主证；而鼓槌石斛和流苏石斛的化学成分也早已确定，性味功能主治为何？均需要研究探讨。笔者认为：金钗石斛应单独设立专条；而2020年新进入《中华人民共和国药典》的霍山石斛应与铁皮石斛共同列入枫斗专条。关于鼓槌石斛、流苏石斛须认真研究。对各种石斛的严判区分、辩证施治，才是正确之路，也是中医中药走向世界的正确道路。

近闻2020版《中华人民共和国药典》已公示霍山石斛入典，这是业界的一大幸事。其中，霍山石斛的形态解剖、显微鉴别及本草考证、临床功效诸方面，特别是霍山石斛HPLC特征图谱以及最为复杂的霍山石斛与铁皮石斛的等数十种特征图谱、化学成分的区别，均含笔者多年来的研究成果。实践证明研究的方向是正确的。特别是近年来对石斛类药材内在质量控制；对HPLC特征指纹图谱和化学成分做了广泛的研究，企盼能起抛砖引玉的作用。但有关石斛类药材主要品种还存在着不少本质性问题，并未完全厘清。本书针对本质性和关键性问题，提出一些探索的建议，可供有关部门研究和参考。

特别要感谢广州中医药大学和上海健康学院领导对本课题研究及本书出版的大力支持。

本书编撰中定存在不足之处，请提出批评和赐教。

著 者

2019年10月

目 录

第一章 中药石斛类药材品种的历史和现状

中药石斛来源于兰科植物。全世界兰科植物约700属，近20 000种，世界各地均有分布，主要分布在热带地区和亚热带地区。兰科植物中不少属与种可作为药用。我国兰科有170余属，1 200余种，而石斛属（*Dendrobium*）有74种和2变种，主要分布于我国秦岭以南各省区，尤以云南南部为多。石斛属植物本身众多，但大部分石斛属植物并没有药用的历史，而民间又多把石斛属植物当作石斛类药材，导致石斛类药材可能是中药中品种最为复杂的一类。通过探讨石斛类药材品种源流，厘清其应用历史与现状，分析其存在的问题，为石斛类药材的正本清源有重要意义。

一、品种源流概述

石斛一名最早见于《神农本草经》，列为上品，至今已有2 000年以上的药用历史。历代本草所记载的石斛药材性状描述有生石上、细实、蚱蜢髀、金钗条等；从明代开始，对石斛的记载有所详尽，如明代李时珍的《本草纲目》对石斛（以"金钗石斛"为主）的描述相当详细；清代赵学敏的《本草纲目拾遗》对"霍山石斛"记载极为详细；而吴其濬的《植物名实图考》记载了3种石斛并绘图，经鉴定其中一种石斛为"细茎石斛"、一种石斛为"金钗石斛"、一种石斛为"叠鞘石斛"。

由此可见，从《神农本草经》至清代诸家本草对石斛的产地、形态、生境等叙述与现今石斛属植物或石斛类药材情况基本吻合，自古以来石斛的正品当为石斛属植物。但长期以来未能对石斛种属加以重视和研究，而真正引起关注的是20世纪30年代木村康一对我国及日本、朝鲜等地应用的石斛所开展的鉴定研究。其主要内容有：①对我国本草记载的石斛进行了考证；②发表了新种铁皮石斛*Dendrobium officinale* Kimura et Migo 及铜皮石斛*Dendrobium crispulum* Kimura et Migo；③收集了大量石斛类药材标本，进行了性状、显微等鉴定。但是鉴于当时我国石斛植物种类尚未经过全面地调查、采集与鉴定，许多样品未能鉴定到种名。

历代本草学家之所以对自己所收载的石斛给以分别命名，可能因为我国石斛属植物种类较多，分布地域广泛，各物种所表现的形态特征多样性，而当时又没有现代植物学的科学命名法则。直至20世纪30年代，木村康一首次对我国应用中药石斛予以植物基源的调查与鉴定。当时我国已提出石斛类生药这一概念，以及我国石斛类极为复杂的商品药材规格。但是，石斛属植物还未得到全面的调查、研究与整理，因而商品中许多标本未能给予拉丁文学名。石斛在民间的称谓有："铜兰""铁兰""金钗花""米斛""铜皮""黄铜皮""环钗""吊兰"等。

二、品种的研究现状

（一）品种概况

中华人民共和国成立后，比较详细的资料见载于《中药志（第3册）》（1960），它记载了12种石斛属植物供药用；并提出其药材的大宗商品为：金钗石斛、黄草石斛、耳环石斛及鲜石斛，描述了仅在个别地区使用马鞭石斛、有瓜石斛、金黄泽等三类商品。随着我国兰科植物的不断发现、鉴定与整理，吉占和（1980）首次提出了我国石斛属植物种类达57种，并同时报道了供药用的种类及商品类型。同年，沙文兰等对石斛药材的主产区（广西、贵州、四川、云南等）石斛类药材进行整理与鉴定，其商品可分9类，涉及原植物21种，其中以美花石斛、铁皮石斛、重唇石斛、束花石斛、流苏石斛、钩状石斛及罗河石斛等产量较大，使用面广。1986～1993年，李满飞、马国祥经过多次调查，对全国各地应用的石斛进行了鉴定，涉及兰科植物达45种之多。

包雪声、顺庆生等2001年编著并出版了我国第一部药用石斛专著《中国药用石斛》（彩色图谱），共收载石斛属植物51种，并收集20余种非石斛属植物；同时于2005年又出版了《中国药用石斛图志》，除收集51种石斛属植物外，对41种石斛的茎作了横切面显微图，以示各种间的区别，并且对51种石斛中能制作枫斗的植物加以分析。特别是厘清了各自的正确的拉丁文学名和植物名及药材名；并纠正了许多所谓的异名。

（二）药材主产区分布及应用

叶强（1958、1988）报道了广西生产的石斛类药材计有金钗石斛、环草石斛、黄草石斛、圆草石斛、耳环石斛（枫斗）、马鞭石斛、金黄泽及有瓜石斛八大类，涉及兰科植物20种左右。张荣川（1985）、梁翠资（1987）报道了贵州省石斛类药材商品情况，共有金钗石斛、小黄草石斛、耳环石斛、川石斛、霍山石斛、鲜石斛等，涉及该省产的兰科植物约20种。郑博仁（1990）报道了云南省石斛类药材生产情况，提出主流石斛药材商品有西枫斗和黄草。西枫斗可分一、二、三等等级以及吊兰枫斗4种规格；黄草又可分细黄草、粗黄草、扁黄草及小瓜黄草4种规格。非主流黄草药材有岔黄草、香棍黄草、有瓜黄草等，涉及兰科植物30种以上。李江陵等（1995）报道了四川省石斛属药用植物资源调查情况，共有石斛属植物11种，其中金钗石斛、叠鞘石斛、罗河石斛、细叶石斛为主流种类，前1种加工为扁黄草，后3种加工为黄草石斛。

安徽虽非石斛类药材主产区，但安徽六安地区霍山县是古代本草中第一次记载的石斛产地，并描述了石斛的生态环境。霍山地区分布的石斛属植物，唐振缁等（1984）作为新种发表的霍山石斛 *Dendrobium huoshanense* C.Z. Tang et S.J.Cheng，过去植物学家认为霍山石斛学名为 *Dendrobium tosaense* Makino.或 *Dendrobium officinale* Kimura et Migo因此唐振缁等将霍山石斛订名为 *Dendrobium huoshanense* C.Z. Tang et S.J.Cheng，纠正了以往的错误，并确定了霍山石斛为我国的特有种。同时在全国包括港、澳、台以及东南亚一带流传较广，很多枫斗产品均标以霍山石斛这个名称。广东省过去作为石斛类药材产区之一，但未见商品生产情况的报道。据广东省、广州市药材系统有经验药工所编写的《中国商品知识》一书记载的广东石斛类药材商品可分有瓜石斛、川金钗斛、黄草钗斛、环钗石斛、大黄草（马鞭石斛）及霍山石斛。黄海欣（1993）报道了河南省西部产石斛植物计8种，但未提及商品规格。

石斛类药材的经销，特别是应用的情况上海有报道，包雪声、顺庆生（1999）提出了中华人民共和国成立后40年来上海市石斛类药材经销与应用的有关情况：药材类别有金钗石斛（药材名金石斛）、黄草石斛（药材名川石斛）、鲜石斛、霍石斛（霍斗）、环钗石斛及金黄泽（过去上海广邦药店有售，现已很少应用）。

在应用上，中医处方用名及品名有：金石斛（分干品与鲜品）、霍石斛或霍斗（谓产自云南，非安徽所产）、川黄草、鲜石斛及枫斗，所涉及石斛属植物种类约有30种。

（三）《中华人民共和国药典》对石斛类药材品种的收载演变

1.药材及其植物来源情况

中华人民共和国成立至今，我国石斛类药材在生产与应用上发生了很大变化，即由本草中记述过的一种石斛，已发展至各类不同性质与规格品名的药材，现归纳如表1-1：

表1-1　石斛类药材及其植物来源情况

药材名称	所涉及植物种类
金钗石斛	主要为石斛（*D.nobile*），但后来多以类似石斛植物或金石斛属（*Flickingenia*）植物冒充
霍山石斛	主要应为霍山石斛（*D. huoshanense*），但长期以来商品霍山石斛来源于多种植物混充
环草石斛	正名应称"环钗"，植物来源主要为美花石斛（*D.loddigesii*），此外还有细茎石斛（*D.moniliforme*）、重唇石斛（*D.hercoglossum*）、广东石斛（*D.wilsonii*）等
黄草石斛	本类药材极为混乱，早期主要为束花石斛（*D.chrysanthum*）、流苏石斛（*D. fimbriatum*）等，但自20世纪90年代起，凡可以加工枫斗者，几乎均用来作黄草应用的在20种以上
枫斗（耳环石斛）	本类药材也较为混乱，早期应为霍山石斛（*D. huoshanense*），后来主要有铁皮石斛（*D.officinale*）、曲茎石斛（*D.flexicaule*），20世纪80～90年代逐步有齿瓣石斛（*D.devonianum*）、梳唇石斛（*D.strongylanthum*）等，还有石斛属与石斛属以外的一些植物冒充，涉及物种三四十种
鲜石斛	历史上主要应用为铁皮石斛、金钗石斛；目前几乎石斛属的新鲜植物均可作鲜石斛应用

药材名称	所涉及植物种类
金黄泽	本类药材植物来源较为单一，为广帮草药之一，主要有聚石斛（*D.lindleyi*）及小黄花石斛（*D.jenkinsii*）。据报道，密花石斛（*D.densiflorum*）的幼茎有些地区亦作金黄泽应用
马鞭石斛 圆石斛	这两个名称，虽然文献上有较多记载，但目前商品中未见有此规格药材，故在流通领域均作黄草石斛销售与应用
有瓜石斛	又可分为大瓜石斛及小瓜石斛两类，前者为金石斛属（*Flickingeria*）植物；后者为石豆兰属（*Bulbophyllum*）植物及石仙桃属（*Pholidota*）植物或其他兰科植物中的一些具有假鳞茎的植物，它们应属伪品石斛

2.历版《中华人民共和国药典》收载演变

1963年版《中华人民共和国药典》（一部），对中药石斛进行了一系列工作，在该版药典中收录了石斛属若干种（没有具体的拉丁文学名）。而1977年版至2000年版共5版中，记载了石斛植物5种，见表1-2。

表1-2　1977年版至2000年版《中华人民共和国药典》收载的石斛品种

药材名称	植物来源	有关说明
金钗石斛	石斛*Dendrobium nobile* Lindl.	鲜品应用时，名鲜金钗石斛或鲜金钗 化学成分：石斛碱等
铁皮石斛	铁皮石斛 *Dendrobium candidum* Wall.ex Lindl.	20世纪80年代国内文献多采用*D.candidum* Wall.ex Lindl.这个学名。鲜品应用时名鲜铁皮石斛或鲜铁皮，产品称铁皮枫斗、铁皮斗 化学成分：含多糖等
环草石斛	美花石斛*Dendrobium loddigesii* Rolfe.	药材别名为环钗石斛 化学成分：石斛宁、石斛宁定、石斛酚
黄草石斛	流苏石斛*Dendrobium fimbriatum* Hook.	流苏石斛在广西称马鞭石斛、马鞭草 化学成分：对羟基顺式肉桂酸直链烷基酯9个系列化合物，对羟基反式肉桂酸直链烷基酯9个系列化合物的混合物，还有豆甾醇、谷甾醇
	束花石斛*Dendrobium chrysanthum* Wall.ex Lindl.	束花石斛在广东亦称马鞭石斛、马鞭草 化学成分：四氢吡咯类生物碱等

2005版《中华人民共和国药典》收载的石斛品种见表1-3。在1977年版至2000年版5版均把市场流通的最为广泛的，但是已被历史上一直运用的黄草在2005版改为马鞭石斛，同时加注了"极其近似种"5个字，这似明确规定凡是石斛属均可作为石斛药材使用。

表1-3　2005版《中华人民共和国药典》收载的石斛品种

药材名称	植物来源	有关说明
金钗石斛	石斛*Dendrobium nobile* Lindl.	新鲜或干燥茎
铁皮石斛	铁皮石斛 *Dendrobium candidum* Wall.ex Lindl.	剪去部分根须后，边炒边扭成螺旋形或弹簧状，烘干习称"铁皮枫斗"（耳环石斛） （铁皮石斛学名应为*Dendrobium officinale* Kimura et Migo）
马鞭石斛	流苏石斛*Dendrobium fimbriatu* Hook. var. oculatum Hook.f.	新鲜或干燥茎 （流苏石斛学名应为*D.fimbriatum* Hook.）

2010年版、2015年版《中华人民共和国药典》收载的石斛品种，见表1-4。2010年版药典则进一步突出了"栽培品"及其同属植物近似种的新鲜或干燥茎；并对石斛品种作了调整，鼓槌石斛作为新增品种；原来多年来坚持的将流苏石斛的中文名修订为马鞭石斛这一版作了修正。但是拉丁文尚未改正，流苏石斛拉丁学名应为*Dendrobium fimbriatum* Hook.；原来铁皮石斛作为石斛的统称，而此版药典拟将铁皮石斛作为单列如下：铁皮石斛*Dendrobium officinale* Kimura et Migo。说明：①铁皮枫斗呈螺旋形；②铁皮石斛为圆柱形的段，长短不等。

表1-4　2010年版、2015年版《中华人民共和国药典》收载的石斛品种

药材名称	植物来源	有关说明
金钗石斛	金钗石斛*Dendrobium nobile* Lindl.	①栽培品及其同属植物近似种的栽培品新鲜或干燥茎 ②鲜用者除去根及泥沙；干用者采收后，除去杂质，用开水略烫或烘软，再边搓边烘晒至叶鞘搓净，干燥
鼓槌石斛	鼓槌石斛 *Dendrobium chrysotoxum* Lidl.	
流苏石斛	流苏石斛 *Dendrobium fimbriatum.* var. *oculatum* Hook.	

注：铁皮石斛另外单列

5

我国石斛类药材品种十分复杂。中华人民共和国成立后《中华人民共和国药典》的历版对石斛的记载作了整理并确定了石斛应用种类。但植物学界和中药学界对此有不同看法和争议。历版《中华人民共和国药典》版本中铁皮石斛学名均为*Dendrobium canditum* Wall ex Lindl.。铁皮石斛在我国药用历史悠久，而且久负盛名，有关铁皮石斛的学名和它的植物学解剖描述，分别出现在1974年和1995年的《中国高等植物图鉴》中，它用的拉丁文学名*Dendrobium candidum* Wall. ex Lindl.，而且是以黑节草署名。因此，从20世纪70年代到80年代，甚至到2005年，我国众多文献中还采用这个拉丁学名。1999年出版的《中国植物志（第19卷）》中将铁皮石斛学名订正为*Dendrobium officinale* Kimura et Migo，实际上在20世纪80年代以前我国有些文献中已经接受了这个新的学名，同时改名为铁皮石斛，这个学名是由木村康一和御江久夫于1936年发表的。经过多年的调查研究，前一个学名的"铁皮石斛"这个植物产于喜马拉雅一带，我国不产。在2001年包雪声、顺庆生等所著的《中国药用石斛》（彩色图谱）及2005年所著《中国药用石斛图志》，均提示铁皮石斛学名应于改正问题，同时，于2005年，包雪声、顺庆生在《中成药》第8期发表了"对《中华人民共和国药典》2005版（一部）石斛药材的收载原则、植物基源及拉丁学名等问题的商榷"，再次重申铁皮石斛学名应为*Dendrobium officinale* Kimura et Migo；同时指出马鞭石斛是药材名，而不是植物名，应改为流苏石斛，这两个问题直到《中华人民共和国药典》2010版（一部）才给予修正。

三、讨论

从以上情况来看，由于石斛属植物本身众多而又复杂，使石斛这个中药材在经历两千年以上应用历史中，已由一种中药单一基源而发展到有众多植物基源的中药材。在上述同属不同种，涉及的种类有三四十种。根据最新调查目前涉及的种类有50余种。而有些品种为同科不同属的植物，造成石斛类中药材植物基源极度混乱。虽然中华人民共和国成立以后《中华人民共和国药典》2000版（一部）规定了上述5种植物基源，而《中华人民共和国药典》2005版又作了新规定，指定3种植物基源，并在3种基源后又加了"及其近似种"。看来石斛种类减少，而加上近似种，这可能使混乱情况越演越烈，造成市场上良莠不齐，真伪难辨，使石斛变成目前中药材中最为混乱极为复杂的一类中药材。这种既不利于中医的处方用药，更不利于对石斛这类中药材各项科研工作的深入开展与提高。

自《中华人民共和国药典》2010版（一部）后，在石斛项下仅收载了金钗石斛、鼓槌石斛、流苏石斛3种，将铁皮石斛单列。但有关"其同属植物近似种"的提法过于宽泛，值得斟酌；魏刚、顺庆生等在2014年出版的《石斛求真——中国药用石斛之历史、功效、真影与特征指纹图谱》一书中，对石斛的药用历史进行了深入考证，其中霍山石斛、铁皮石斛、金钗石斛药用历史悠久、明确；铁皮石斛味甘、金钗石斛味苦，但《中华人民共和国药典》2015版（一部）石斛项下的功效与铁皮石斛的功效提法完全一致，也应在总结历史功效的基础上进一步完善。

《中华人民共和国药典》2010版新增加的鼓槌石斛列入石斛项下，但是"石斛"一名应用年代久远，而鼓槌石斛似未见药用历史的记载，化学成分为毛兰素、鼓槌菲等，其应用功能主治与其他石斛不完全一致，据析，毛兰素、鼓槌菲对于肿瘤治疗可能有深入研究的前景，建议将鼓槌石斛从石斛条中分出单列鼓槌石斛专条。

近年来，石斛类药材出现了新动向，对齿瓣石斛*Dendrobium devonianum* Paxt.（紫皮兰、紫皮）研究及栽培技术做了大量工作，而且产量不断增加，在市场上亦受欢迎，可作为中药石斛的新资源；同时，我国特有的石斛物种，也是闻名于世的霍山石斛*Dendrobium huoshanense* C.Z.Tang et S.J.Cheng研究工作在深入开展，如对其化学成分的分析及指纹图谱、栽培技术已有显著成果，前景大有可为，尤其是霍山石斛作为石斛最早应用的道地正品，在霍山县现在已有数千亩的种植规模。以上市场新的变化，希望霍山石斛加强规范的质量标准研究，能尽早为《中华人民共和国药典》收载。

综上所述，石斛类药材在较长的历史长河中，由于种类繁多，极为复杂，经过近30年的研究整理，基本理清。铁皮石斛、霍山石斛、金钗石斛作为药用主流品种，在历史上较长时间得到大量应用；细茎石斛、曲茎石斛、美花石斛、齿瓣石斛、叠鞘石斛等作为地方习用品种，在近代也得到一定应用。尤其近年来，铁皮石斛、霍山石斛、金钗石斛都有了较大的种植规模，识真用真，正本清源，时代之责也！今后，随着基础研究的不断深入，以国家药典为准，使石斛类药材逐渐走上规范的道路，这个意义是十分重大的。

第二章 铁皮石斛特征图谱研究

第一节 铁皮石斛概论

铁皮石斛
Tiepishihu

铁皮石斛 *Dendrobrum officinale* Kimura et Migo（《中药志》）［黑节草（《中国高等植物图鉴》）（《中华人民共和国药典》2010、2015版）、*D.candidum* Wall ex Lindl（《中华人民共和国药典》1977至2005版）］。

【原植物】

茎直立，圆柱形，长9~35 cm，粗2~4 mm，不分枝，具多节，节间长1.3~1.7 cm，常在中部以上互生3~5枚叶；叶二列，纸质，长圆状披针形，长3~4（~7）cm，宽9~11（~15）mm，先端钝并且多少钩转，基部下延为抱茎的鞘，边缘和中肋常带淡紫色；叶鞘常具紫斑，老时其上缘与茎松离而张开，并且与节留下1个环状铁青的间隙。总状花序常从落了叶的老茎上部发出，具2~3朵花；花序柄长5~10 mm，基部具2~3枚短鞘；花序轴回折状弯曲，长2~4 cm；花苞片干膜质，浅白色，卵形，长5~7 mm，先端稍钝；花梗和子房长2~2.5 cm；萼片和花瓣黄绿色，近相似，长圆状披针形，长约1.8 cm，宽4~5 mm，先端锐尖，具5条脉；侧萼片基部较宽阔，宽约1 cm；萼囊圆锥形，长约5 mm，末端圆形；唇瓣白色，基部具1个绿色或黄色的胼胝体，卵状披针形，比萼片稍短，中部反折，先端急尖，不裂或不明显3裂，中部以下两侧具紫红色条纹，边缘多少波状；唇盘密布细乳突状的毛，并且在中部以上具1个紫红色斑块；蕊柱黄绿色，长约

3 mm，先端两侧各具1个紫点；蕊柱足黄绿色带紫红色条纹，疏生毛；药帽白色，长卵状三角形，长约2.3 mm，顶端近锐尖并且2裂。花期3~6月。（图2-1）

【产地分布】

产于安徽西南部（大别山），浙江东部（鄞州区、天台、仙居），福建西部（宁化），广西西北部（天峨），四川（泸定），云南东南部（石屏、文山、麻栗坡、西畴）。生于海拔达1 600 m的山地半阴湿的岩石上。

【药材正名】

铁皮石斛、铁皮石斛枫斗（加工品）。

【别名及异名】

鲜铁皮、铁皮枫斗、铁皮斗（浙江药农通称）、耳环石斛、黑节草（云南）、西枫斗（云南）、霍山石斛（《中药大辞典》）。

【药材性状】

鲜品：茎细长圆柱形，长15~25 cm或更长，粗0.4~0.6 cm。外表淡灰绿色。上部常可见残存的花序梗。叶有时可见，叶鞘膜质，鞘顶部边缘平截，通常低于上一环节，以致裸露一段环形、色略深的茎部，有时叶鞘顶部边缘可超出上一茎节。质地柔韧或略坚脆，易折断，断面绿色，呈细颗粒黏质状物。较新鲜品外包被灰白色叶鞘仅可见叶鞘维管束，茎上棱条不明显，随着失水、干燥，可现不规则或不连续的皱缩与皱纹。无嗅、嚼之味淡，久后具强黏滞感。（图2-2）

【注述】

（1）铁皮石斛应用历史悠久。距今约1 500年前，南北朝梁•陶弘景在《神农本草经集注》中记载"今用石斛，出始兴，生石上，细实，桑灰汤沃之色如金，形似蚱蜢髀者为佳……"这里的"始兴"指当时的"始兴郡"，即今天广东的韶关地区；根据这个记载，经多年实地考察，观察其发芽、开花、结果，我们发现生长于丹霞绝壁上的野生石斛主要就是铁皮石斛。可见，铁

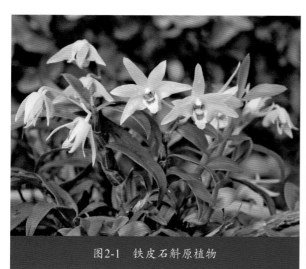

图2-1　铁皮石斛原植物

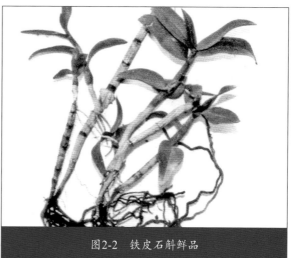

图2-2　铁皮石斛鲜品

皮石斛的应用历史应在1 500年以上。

（2）北宋官方的《本草图经》，成书于1061年，进一步指出石斛"今荆湖、川、广州郡及温、台州亦有之，以广南者为佳"。这里"以广南者为佳"的"广南"即指北宋的"广南路"，北宋的"广南路"包括了广南东路（即广东），广南西路（即广西）。由此可见，在北宋时期，广东、广西、浙江等地已是铁皮石斛的道地产区。近年来课题组通过大量野外实地考察，对广东、广西、浙江、福建等地的铁皮石斛野外分布、生态环境与习性有了比较全面的了解，并发现与历代本草记载基本一致。

（3）到了南宋，政治中心转移到江南，石斛在江浙的应用益深益广。尤其到了明、清时代，石斛在浙江各地方志中作为药材，收载亦最多也最详细，我们推测这个时期主要应用的亦是铁皮石斛，因为浙江本地只出产铁皮、细茎两种石斛，且以铁皮为佳。随着石斛在江浙的不断应用，野生资源日益减少，江浙人走向了中国南部其他省份，从清朝起已有踏足他省（安徽、广东、广西、福建、湖南）的记载。

（4）铁皮石斛名称探源：据光绪九年癸未（1883）的《平南县志》记载："曰石斛，本草纲目一名金钗、一名杜兰……产山谷中有铜兰、铁兰两种，土人采取晒干……贩往江浙各省，颇得重价。" 平南县现属广西贵港市；另据光绪二十九年（1903）瑞安陈葆善著《本草时义》记载："泰顺所产有铜兰、铁兰之别，铜蓝色居青黄之间，颇有铜象；铁兰则色青黑，俨如铁形，至肥泽多脂则以铁兰为佳。" 泰顺今属是浙江省温州市。由此可见，在清代后期，"铁兰"这个称谓在民间已约定俗成。

（5）铁皮石斛的拉丁学名*D. officinale* Kimura et Migo是木村康一、御江久夫于1936年作为新种发表的。之所以取名"铁皮"，我们推测木村康一当时在中国收集了大量的石斛类药材标本，应该了解到民间的习俗叫法，因此在命名时保持了当时民间的习俗称谓，这是一种科学的态度。此后并没有被广泛应用。特别是20世纪70年代出版的《中国高等植物图鉴》系采用*D.candidum* Wall. ex Lindl.，中名为黑节草，此一学名后来被各中药文献广为应用，但据兰科专家吉占和表示：后一拉丁学名系误用，该种植物仅产喜马拉雅山一带，我国不产。20世纪90年代后的一些主要植物学与中药文献均已改用前一拉丁学名。

（6）近年有学者提出：铁皮石斛学名是于1830年由林德所订*Dendrobium catenatum* Lidl.最先订名为准，应该用此学名。而且中文名用黄石斛；这种意见将《中国植物志》所记载的另一种黄石斛（*D.tosaense*）如何处置？而在20世纪80年代植物学界和药学界应用的是1836年由沃尔和林德所订的*D.caditum* Wall ex Lindl.中文为黑节草，所以学者们对此争论，意见不一。我们认为一切事物必须经过历史的考证和从实践出发，名称的频繁变动给行业使用者造成诸多不便和困惑。所以《中华人民共和国药典》已于2010版正式使用*D.officinale* Kimura et Migo中文名为铁皮石斛是正确的。

（7）铁皮石斛作为一种珍稀名贵的中药材，一直以来其产值在各大中药材中位居前列。但由于不同生长环境、生长年限、种质资源等方面的影响，铁皮石斛植物的外观性状、成分含量均有较大差异。近年来在市场调查中发现铁皮枫斗、鲜条外部形态各异，有紫秆、青秆、软脚、硬脚，甚至有的地方培植出铁皮石斛"新品种"，千差万别。如何进一步规范铁皮石斛市场，必须寻找一种鉴别真伪、区别道地产地的现代检测技术，特征指纹图谱的研究已成为必然。另据报道铁皮石斛每年有20 000多吨鲜品应市，但经检测有60%以上样品达不到《中华人民共和国药典》规定的浸出物含量≥6.5%的标准，如何监管，是市场广泛关注的问题。

第二节　3种铁皮石斛种源HPLC特征图谱比较研究

铁皮石斛*Dendrobium officinale* Kimura et Migo为兰科石斛属植物，始载于《神农本草经》。是药用石斛中的上品，功能益胃生津、滋阴清热，用于热病津伤、口干烦渴、胃阴不足、食少干呕、病后虚热不退、阴虚火旺、骨蒸劳热、目暗不明、筋骨痿软。铁皮石斛野生资源日趋稀少，濒临灭绝，近年来组织培养、大田栽培的研究已取得一定的进展。化学成分研究表明，铁皮石斛含有多糖类、联苄类衍生物、菲类化合物、黄酮类、生物碱类、氨基酸、微量元素等成分。铁皮石斛是中国历代本草书中明确记载的有确切名称、产地来源及植物形态等描述的4种药用石斛之一，收载于历版《中华人民共和国药典》中。由于石斛类药材性状特征相似，而且含有类似成分，给品种鉴别带来了较多困难。采用中药特征指纹图谱技术中的高效液相色谱法（HPLC），用具有光谱检测功能的检测器，对石斛的鉴别具有较大的优势。近年对铁皮石斛特征指纹图谱研究的样品主要来源于云南、浙江等地。

根据铁皮石斛种质资源的区域记载，种群主要分布在广东、广西、浙江、福建、云南、江西等地。北宋《本草图经》收载有"春州石斛""温州石斛"两幅石斛图。1959年中国药学会上海分会、上海市药材公司编著的《药材资料汇编》上册记载：铁皮石斛，广东、福建、江西所产，称本山货，湖南道县、广西八步，亦称本山货，品质好；云南所产质较好，当地称黑节草，市场上称云南铁皮。贵州铁皮、广西铁皮，条干多属瘦长，叶薄而长，带有白色茎衣。1958年云南省药品检验所、云南省药材公司编著的《中药形性经验鉴别法》上册记载：黑节草（西风斗），广南、砚山、巍山、师宗等地野生，因节较黑故名"黑节草"。1960年出版的《广西药材》也有记载：广西称"铁皮兰"、云南称"黑节草"、北方称"铁皮石斛"。此外，铁皮石斛在广东、福建、浙江等地俗称吊兰、挂兰等。

本课题组前期在研究铁皮石斛的特征指纹图谱中发现，广西、云南产样品指纹图谱特征类似，与产自广东丹霞地貌的样品有所不同，与浙江本地产的也存在差异，提示不同道地产地铁皮石斛的指纹图谱特征存在差异。因此，本研究在云南、广西产铁皮石斛特征图谱研究基础上，进一步优化分析方法，重点对丹霞地貌铁皮石斛进行特征指纹图谱研究，并初步比较丹霞地貌种、浙江本地种、铁皮兰种特征图谱的差异，报道如下。

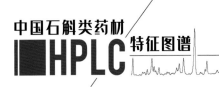

一、仪器与试药

HP 1200高效液相色谱仪（美国Agilent公司）；二极管阵列检测器（美国Agilent公司）。10批丹霞地貌种源铁皮石斛（编号：DX1~DX10），5批浙江本地种源铁皮石斛（编号：ZJ1~ZJ5），5批广西、云南产铁皮石斛（编号：TPL1~TPL5），来源见表2-1。经广州中医药大学魏刚研究员鉴定系铁皮石斛 Dendrobium officinale Kimura et Migo的茎，将鲜品60 ℃下减压干燥。乙腈为色谱纯，其他试剂为分析纯，水为纯化水。

表2-1 铁皮石斛样品来源

编号	产地	来源	编号	产地	来源
DX1	广东仁化	广东仁化鑫宇生态开发有限公司	ZJ1	浙江天台	浙江天皇药业有限公司
DX 2	广东仁化	广东仁化鑫宇生态开发有限公司	ZJ2	浙江义乌	浙江义乌市售
DX 3	广东韶关	广东韶关市售	ZJ3	浙江杭州	浙江杭州市售
DX 4	广东韶关	广东韶关市售	ZJ4	浙江永康	浙江永康市支点生物科技公司
DX 5	浙江武义	浙江寿仙谷药业有限公司	ZJ5	浙江天台	浙江天皇药业有限公司
DX 6	浙江武义	浙江寿仙谷药业有限公司	TPL1	云南昆明	四川壹原草生物科技有限公司
DX 7	江西广昌	江西广昌市售	TPL2	广西容县	广西健宝石斛有限责任公司
DX 8	江西井冈山	江西井冈山市售	TPL3	广西西林	广西西林市售
DX 9	福建泰宁	福建泰宁市售	TPL4	云南德宏	云南德宏市售
DX 10	福建连城	福建连城冠江铁皮石斛有限公司	TPL5	云南	云南昆明市售

二、方法与结果

（一）色谱条件

采用Zorbax SB Aq色谱柱（250 mm×4.6 mm，5 μm）；流动相为乙腈（A）—体积分数为0.2%的甲酸溶液（B），梯度洗脱：0~40 min乙腈为0.5%→10%，40~100 min乙腈为10%→16%，100~140 min乙腈为16%→23%，140~200 min乙腈为23%→40%；检测波长为270 nm；柱温为30 ℃；流速为1.0 mL/min。

（二）供试品溶液的制备

取铁皮石斛粉末1~2 g，精密称定，加甲醇80 mL，回流提取4 h，取出，放冷，滤过，滤液蒸干，残渣加甲醇使溶解，转移至2 mL量瓶中，加甲醇稀释至刻度，摇匀，即得。

（三）方法学考察

1.精密度试验　精密吸取供试品溶液10 μL，连续进样6次，所测的指纹图谱与所得的共有模式的相似度均大于0.99，表明精密度良好。

2.稳定性试验　精密吸取供试品溶液10 μL，分别在0，4，8，12，16，24 h进样，所测的指纹图谱与所得的共有模式的相似度均大于0.99，表明24 h内供试品溶液稳定性良好。

3.重复性试验　取同一批样品6份，分别制备供试品溶液，进样分析，所测的指纹图谱与所得的共有模式的相似度均大于0.99，表明重复性良好。

（四）样品检测

精密吸收供试品溶液5~10 μL，依法进样分析。

（五）特征图谱的建立与分析

1.共有峰的确定　根据样品分析结果，10批丹霞种铁皮石斛主要有37个特征共有峰，以峰16为参照峰（S）分别计算各特征共有峰的相对保留时间与相对峰面积，结果见表2-2。

表2-2　10批丹霞种源铁皮石斛HPLC特征图谱共有峰的相对保留时间与相对峰面积

峰号	平均相对保留时间	相对峰面积											
		S1	S2	S3	S4	S5	S6	S7	S8	S9	S10	均数	标准差
1	0.220	5.346	5.170	5.480	11.41	15.40	15.99	8.531	16.64	12.10	8.217	10.43	4.526
2	0.255	0.992	0.245	1.393	0.456	2.722	3.327	1.632	3.563	1.375	1.507	1.721	1.134
3	0.291	1.061	1.063	1.478	1.964	2.571	3.300	1.404	2.261	0.766	1.362	1.723	0.791
4	0.311	0.929	0.828	0.914	1.721	2.876	3.335	1.644	1.849	0.903	1.262	1.626	0.871
5	0.448	0.593	0.389	0.289	0.518	0.835	0.946	0.553	0.991	1.080	0.405	0.660	0.281
6	0.469	0.130	0.705	0.424	0.560	0.293	0.120	0.044	0.050	0.278	0.042	0.265	0.234
7	0.546	0.354	0.194	0.292	0.548	1.609	1.023	1.209	2.578	1.834	1.020	1.066	0.770
8	0.586	0.504	0.299	0.418	1.080	0.829	0.781	0.385	0.989	0.573	0.072	0.593	0.321
9	0.607	0.456	0.216	0.075	0.520	0.816	0.787	0.405	0.712	0.661	0.202	0.485	0.261
10	0.680	0.311	0.276	0.569	1.730	0.519	0.397	0.345	1.157	0.198	0.308	0.581	0.487
11	0.755	0.413	0.256	0.455	0.823	0.865	0.881	0.214	0.618	0.239	0.502	0.527	0.260
12	0.775	0.252	0.158	0.236	0.104	0.383	0.470	0.474	1.272	0.578	0.574	0.450	0.334

峰号	平均相对保留时间	相对峰面积										均数	标准差
		S1	S2	S3	S4	S5	S6	S7	S8	S9	S10		
13	0.859	0.494	0.202	0.418	0.239	0.529	0.415	0.168	0.501	0.423	0.287	0.367	0.133
14	0.872	0.503	0.272	0.301	0.432	0.738	0.603	0.561	1.464	0.583	0.756	0.621	0.337
15	0.903	1.150	0.921	1.062	0.714	1.438	1.914	0.806	1.321	0.192	1.066	1.058	0.460
16 (S)	1.000	1.000	1.000	1.000	1.000	1.000	1.000	1.000	1.000	1.000	1.000	1.000	0.000
17	1.095	0.392	0.393	0.242	0.505	0.627	0.304	0.221	1.490	0.578	0.478	0.523	0.366
18	1.166	3.295	2.202	3.659	1.849	3.356	4.144	2.508	4.692	3.277	2.457	3.144	0.894
19	1.191	0.352	0.322	0.464	0.961	0.908	1.090	0.788	1.446	1.413	0.428	0.817	0.421
20	1.224	0.660	0.610	1.091	2.149	2.519	1.774	1.626	1.313	2.123	1.849	1.572	0.642
21	1.335	1.087	0.521	3.441	4.619	2.258	5.389	0.563	8.715	3.621	4.720	3.493	2.547
22	1.365	0.851	0.615	1.230	0.575	0.797	0.931	1.194	2.458	0.453	1.230	1.034	0.573
23	1.404	5.954	1.841	6.719	2.676	10.80	11.79	11.41	21.54	6.627	5.814	8.516	5.708
24	1.445	0.067	0.248	0.234	0.559	1.315	1.469	1.159	0.175	0.751	0.426	0.640	0.510
25	1.497	0.869	0.209	0.230	0.270	1.097	1.405	1.264	1.811	1.148	0.517	0.882	0.557
26	1.600	0.285	0.147	0.307	0.620	0.389	0.342	0.427	1.506	0.793	0.678	0.550	0.390
27	1.627	1.492	0.567	0.731	1.327	0.855	0.685	1.391	1.705	1.119	1.294	1.117	0.387
28	1.673	0.137	0.098	0.175	0.451	2.842	2.645	0.340	0.395	0.688	0.102	0.787	1.048
29	1.697	0.291	0.202	0.269	1.685	2.004	3.679	0.347	0.446	1.951	4.575	1.545	1.555
30	1.715	1.655	0.491	0.455	2.335	2.615	4.385	1.000	1.943	2.105	5.166	2.215	1.547
31	1.745	0.405	0.335	0.517	1.105	0.978	0.969	0.212	0.686	0.920	0.705	0.683	0.308
32	1.924	1.727	1.030	0.977	0.358	2.564	2.834	1.352	4.303	0.603	1.568	1.732	1.198
33	1.952	0.426	0.293	0.222	0.257	0.646	0.566	1.061	2.465	0.772	1.328	0.804	0.685
34	2.095	0.651	0.491	0.393	0.529	0.850	1.054	0.991	3.107	0.679	1.218	0.996	0.788
35	2.285	0.739	0.355	0.516	0.288	0.968	1.139	0.457	0.248	0.598	0.567	0.588	0.289
36	2.359	0.675	0.400	0.979	1.285	1.803	1.927	1.052	3.627	0.510	2.033	1.429	0.967
37	2.797	0.139	0.046	0.104	0.358	0.065	0.127	0.574	5.332	0.106	1.493	0.834	1.640

2.相似度分析　采用国家药典委员会中药色谱指纹图谱相似度评价系统软件（2004A版），以均数法分析，以10批丹霞种铁皮石斛特征图谱生成的共有模式为对照，分析各样品相似度，结果见表2-3。10批样品HPLC特征图谱重叠图及共有模式见图2-3、图2-4。

表2-3　10批丹霞种源铁皮石斛HPLC特征图谱相似度

批号	S1	S2	S3	S4	S5	S6	S7	S8	S9	S10
相似度	0.955	0.923	0.951	0.905	0.972	0.972	0.915	0.931	0.959	0.907

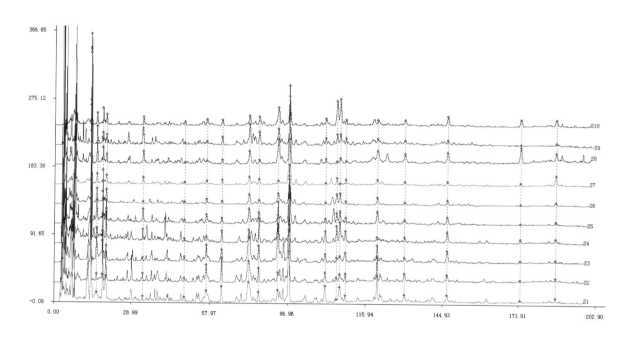

t/min

图2-3　10批丹霞种源铁皮石斛HPLC特征图谱重叠图

3.不同种源铁皮石斛特征图谱比较　以丹霞种源模式为对照，铁皮兰模式（图2-5）、浙江本地种模式（图2-6）相似度分别为0.700，0.855；铁皮兰模式与浙江本地种模式相似度为0.681。丹霞种源23号特征峰峰高明显，铁皮兰25号特征峰峰高明显，浙江本地种25号特征峰紫外光谱与丹霞种、铁皮兰种不同。3种模式比较见图2-7。

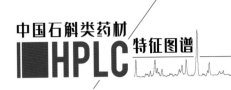

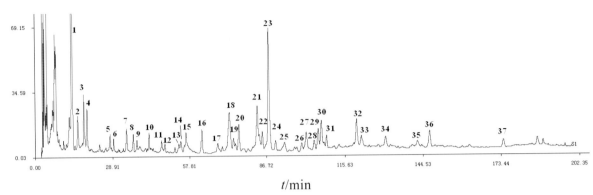

图2-4　10批丹霞种源铁皮石斛HPLC特征图谱共有模式

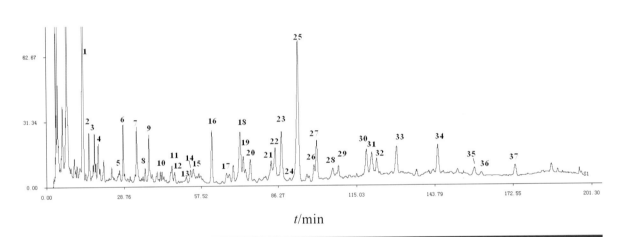

图2-5　5批铁皮兰HPLC特征图谱共有模式

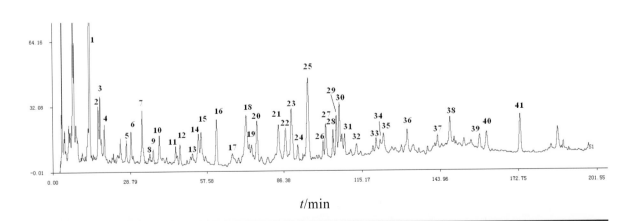

图2-6　5批浙江本地种铁皮石斛HPLC特征图谱共有模式

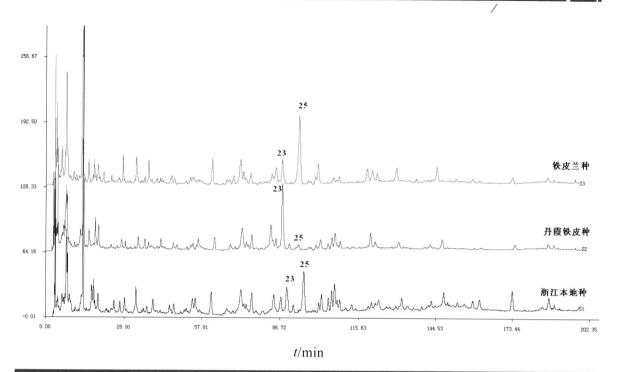

图2-7　3种铁皮石斛种源HPLC特征图谱共有模式比较

三、讨论

　　该研究在本课题组前期对广西、云南产铁皮石斛分析的基础上，进一步优化了铁皮石斛HPLC特征图谱色谱条件及供试品溶液制备方法，大部分特征峰峰形尖锐，分离度好，方法准确可靠，重复性好。优化方法后，得到广西、云南产样品的特征峰与之前的共有模式基本一致，同时使之进一步适用于其他产地（丹霞地貌、浙江本地种）铁皮石斛样品的分析。

　　研究显示，就丹霞地貌种样品而言，我们首次发现，广东、福建、江西、浙江等丹霞地貌的铁皮石斛特征图谱基本一致。10批丹霞地貌种源样品标示出37个特征共有峰，以对照图谱为对照，10批丹霞样品的相似度为0.907~0.972。因此我们提出"丹霞铁皮种源"这一概念，区分于其他种源。浙江铁皮石斛品种多样，除浙江武义有丹霞地貌种外，更重要的是"浙江本地种"，早在北宋《本草图经》就记载有"温州石斛"，从图谱看与"春州石斛"有所不同，为区别丹霞种源，特提出"浙江本地种"的种源概念。根据我们对天台基地实地观察，"浙江本地种"外观又与《本草图经》中的"温州石斛"图基本一致，如1684年清康熙《浙江通志》记载，温州府物产有"石斛，形长质坚味甘为真，否为木斛"。铁皮石斛在广西传统就叫"铁皮兰"，因此称之为"铁皮兰种"，符合历史称谓。前期我们检测大量广西、云南产样品，结果表明两地栽培种特征峰类似，相似度较高。也有少数浙江种植户将"浙江本地种"引入到云南种植，其特征图谱与本次检测的"浙江本地种"基本一致。基于以上文献考证、不同产地样品特征指纹图谱检测数据，以及野外考察和产地实地观察，本文提出铁皮石斛"丹霞铁皮种""浙江本地种""铁皮兰种"的种源概念，有利于厘清当前铁皮石斛种源混乱的局面。当然，这种提法是否科学全面，有待业内人士共同探讨。

从特征峰来看，峰6，7，16，18，20，21，23，29，30，32，34，36，37等主要特征峰不同产地均有，且图谱相像（图2-7），提示铁皮石斛内在成分具有一定的稳定性。丹霞样品共有模式与5批浙江本地种共有模式、5批广西和云南产样品共有模式的相似度分别为0.855，0.700，显示由于产地自然条件不同，小环境气候、土壤等也不一样，造成一定组分的差异，形成了一定的地域性特征。1061年北宋《本草图经》中"春州石斛""温州石斛"两图的差异，表明古人似已从外观发现了不同产地的石斛区别，今天我们从特征图谱角度进一步阐释了这种差异。

本研究为丹霞种源铁皮石斛的质量控制提供了一定的方法依据，亦为3种种源的区分提供一定参考。我们采用本法检测部分地区种间杂交的样品，发现其特征图谱与原种的相似度明显偏低，显示种间杂交后成分群发生了改变，不宜推广；由于浙江本地种样品仅收集到5批次，其特征图谱有待进一步加大样本予以完善。另外福建、江西是否只有丹霞种源，也有待研究。从文献记载来看，云南"黑节草"、浙江"雁荡铁皮"均是著名的道地品种，但本次较大规模的研究却难以收集到道地样品，有待今后进一步深入比较探讨。

第三节 铁皮石斛黄酮苷类成分HPLC特征图谱优化及不同种源特征性分析

铁皮石斛Dendrobium officinale 为兰科石斛属多年生草本植物，具有益胃生津、滋阴清热的功效。铁皮石斛应用历史悠久，距今约1 500年前，南北朝梁代陶弘景《神农本草经集注》记载"今用石斛出始兴"，即指今天广东的韶关地区；北宋官方的《本草图经》，成书于1061年，进一步指出石斛"今荆湖、川、广州郡及温、台州亦有之，以广南者为佳"。这里"以广南者为佳"的"广南"即指北宋的"广南路"，北宋的"广南路"包括了广南东路（即广东）、广南西路（即广西）。由此可见，在北宋时期，广东、广西、浙江等地已是铁皮石斛的道地产区。近年来课题组通过大量野外实地考察，对广东、广西、浙江、福建等地的铁皮石斛野外分布、生态环境与习性有了比较全面的了解，并发现与历代本草记载基本一致。随着石斛应用的增多，传统道地产区的野生资源日益减少，在清代中后期，江浙人已有踏足中国南部其他省份采摘石斛的记载，如福建、江西、广西、云南等地。

黄酮类成分是铁皮石斛中除多糖以外的另一类主要活性化合物，在质量评价起到重要的作用。周桂芬等对浙江产的铁皮石斛茎与叶进行研究发现，铁皮石斛主要含以芹菜素为苷元的黄酮碳苷以及其他一些二氢黄酮类成分，对鉴别铁皮石斛的真伪具有一定的意义，但未对不同产地、不同种源铁皮石斛的黄酮类成分进行比较。吕朝耕等同时测定了不同产地铁皮石斛中的10个黄酮类成分，并认为黄酮类成分可为该药材质量标准的完善提供依据。本课题组前期研究发现不同产地的铁皮石斛外观存在一定的差异。魏刚等对不同产地铁皮石斛茎的HPLC特征图谱进行研究，根据特征图谱的差异性，结合本草道地产地记载初步提出了"丹霞铁皮种"（广东、福建、江西等地丹霞地貌），"浙江本地种""广西铁皮兰种"的种源概念；黄月纯等进一步对不同种源铁皮石斛叶黄酮类成分进行分析研究，结果显示不同种源铁皮石斛叶相似度较低，而相同种源石斛叶黄酮类成分群基本一致，说明了铁皮石斛叶内黄酮类成分具有一定的稳定性。叶子等比较了铁皮石斛和齿瓣石斛黄酮类成分的差异，并认为佛莱心苷是铁皮石斛的专属性成分。

本课题组在前期研究基础上，选择某些黄酮成分含量相对较高的来源于广东丹霞、云南广南的典型种源铁皮石斛叶，进行了提取分离鉴定研究，广东丹霞种分离得到了两个黄酮碳苷（新西兰牡荆苷Ⅱ，新西兰牡荆苷Ⅰ）以及1个黄酮氧苷（芦丁），云南广南种分离得到了新西兰牡荆苷Ⅱ、新西兰牡荆苷Ⅰ、佛莱心苷与异佛莱心苷等4个黄酮碳苷。针对某些黄酮成分极性较为相似，难以获得较好分离度的情况，本研究重点对流动相系统进行筛选，优化铁皮石斛HPLC特征图谱色谱条件，对不同来源的铁皮石斛以及不同种源仿野生铁皮石斛进行比较，以明确不同种源铁皮石斛的共性成分与特异性成分和确定铁皮石斛不同种源的存在，为其质量控制提供参考依据。

一、材料

HP1200型高效液相色谱仪（DAD检测器，美国Agilent公司）；MS 204S型1/1万电子天平（瑞士Mettler Toledo公司）。夏佛塔苷（批号111912-201302，纯度≥92.5%），芦丁（批号100080-201408，纯度≥90.2%），均购自中国食品药品检定研究院；异夏佛塔苷（批号121024，纯度≥99%），购自上海融禾医药科技发展有限公司；新西兰牡荆苷Ⅱ、新西兰牡荆苷Ⅰ、异佛莱心苷、佛莱心苷均为广州中医药大学课题组自制，经HPLC-ESI-MS^n、^{13}C-NMR和^{1}H-NMR磁共振等技术确认，面积归一化法计算，除佛莱心苷外，纯度均>98%，佛莱心苷纯度为90.2%。乙腈、甲醇（色谱纯，德国Merk公司）；四氢呋喃（色谱纯，美国MREDA公司）；水为屈臣氏蒸馏水；其他试剂均为分析纯。铁皮石斛对照药材（批号121501-201402），购自中国食品药品检定研究院；32批铁皮石斛（编号S1~S32）经广州中医药大学魏刚研究员鉴定系兰科植物铁皮石斛*Dendrobium officinale*的茎，鲜品铁皮石斛在60℃条件下减压烘干，备用，来源见表2-4。

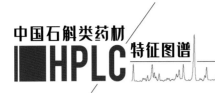
表2-4 铁皮石斛样品来源

No.	收集地	No.	收集地
S1	广东韶关仁化	S17	云南
S2	广东韶关仁化	S18	云南广南
S3	江西井冈山	S19	云南
S4	广东韶关仁化	S20	云南广南
S5	广东韶关仁化	S21	云南昆明
S6	广东韶关仁化	S22	浙江
S7	福建泰宁	S23	浙江天台
S8	浙江武义	S24	浙江天台
S9	浙江武义	S25	浙江永康
S10	浙江武义	S26	浙江义乌
S11	广西容县	S27	浙江永康
S12	广西容县	S28*	广东韶关仁化
S13	广西桂平	S29*	广东韶关仁化
S14	广西	S30*	广东韶关仁化
S15	云南	S31*	福建泰宁
S16	云南	S32*	广西容县

备注：*表示仿野生

二、方法与结果

（一）色谱条件

Kromasil 100-5 C_{18} 色谱柱（4.6 mm×250 mm，5 μm）；流动相四氢呋喃—乙腈—甲醇（10：22：5）（A）—0.05%磷酸溶液（B），梯度洗脱（0~10 min，10%～11% A；10~25 min，11%~11.5% A；25~32 min，11.5%~12% A；32~42 min，12%～12.5% A；42~52 min，12.5%～13.5% A；52~75 min，13.5%～14% A；75~85 min，14%~20% A）；流速：1.0 mL/

min；柱温30 ℃；检测波长340 nm。

（二）样品溶液的制备

1.对照品溶液的制备　取新西兰牡荆苷Ⅱ、新西兰牡荆苷Ⅰ、夏佛塔苷、异夏佛塔苷、佛莱心苷、异佛莱心苷、芦丁对照品适量，分别加甲醇制成每1 mL含有新西兰牡荆苷Ⅱ 105.8μg，新西兰牡荆苷Ⅰ70.9μg，夏佛塔苷13.8μg，异夏佛塔苷16.1μg，佛莱心苷173μg，异佛莱心苷163.4μg，芦丁372μg的混合对照品溶液。

2.供试品溶液的制备　取石斛粉末（过60目筛）约2.5 g，精密称定，精密加入80%甲醇125mL，加热回流4 h，取出，放冷至室温，滤过，用80%甲醇适量洗涤滤渣，合并滤液，挥干溶剂，残渣加80%甲醇使溶解，至5 mL量瓶中，加80%甲醇至刻度，摇匀，用0.45μm微孔滤膜滤过，即得。

（三）方法学考察

1.精密度试验　精密吸取供试品溶液（S15）10μL，连续进样6次，所测的指纹图谱与所得的共有模式相似度均>0.99，表明精密度良好。

2.稳定性试验　精密吸取供试品溶液（S15）10μL，分别在0，2，4，6，8，10，12，24 h进样，所测的指纹图谱与所得的共有模式相似度均>0.99，表明24 h内供试品溶液稳定性良好。

3.重复性试验　取同一批样品6份（S15），分别制备供试品溶液，进样分析，所测的指纹图谱与所得的共有模式的相似度均>0.99，表明重复性良好。

（四）样品检测

精密吸收对照品溶液及供试品溶液各10μL，依法进样分析。

（五）特征图谱的建立与分析

1.特征峰的确定与分析　根据不同样品特征峰保留时间、紫外光谱分析，共标示了13个黄酮类特征峰，除峰11具有黄酮氧苷紫外光谱外，其他特征峰具有黄酮碳苷紫外光谱特征。采用对照品保留时间定位以及紫外光谱对照，鉴别了6个黄酮碳苷及1个黄酮氧苷7个特征峰，包括峰1（新西兰牡荆苷Ⅱ）、峰2（新西兰牡荆苷Ⅰ）、峰3（夏佛塔苷）、峰4（异夏佛塔苷）、峰8（佛莱心苷）、峰9（异佛莱心苷）、峰10（芦丁）。13个黄酮类特征峰中，峰1（新西兰牡荆苷Ⅱ）和峰2（新西兰牡荆苷Ⅰ）为各批次共性峰，且峰1（新西兰牡荆苷Ⅱ）与峰2（新西兰牡荆苷Ⅰ）丰度相对较大；峰3（夏佛塔苷）与峰4（异夏佛塔苷）基本在各批次样品中均能检出，但丰度均相对较小；峰5的丰度与峰2（新西兰牡荆苷Ⅰ）较为相近。峰8（佛莱心苷）与峰9（异佛莱心苷）只有在部分样品中才能检出，丰度相对较大，并且异佛莱心苷峰的丰度均大于佛莱心苷峰的丰度。峰10（芦丁）的丰度差异则非常大，部分样品为最强峰，而部分样品则难以检出。其他未鉴定的特征峰为部分样品所共有。新西兰牡荆苷Ⅱ为各批样品的共有特征峰，其峰面积相对较大而且稳定，因此，以新西兰牡荆苷Ⅱ为参照峰（S）计算各特征峰的相对峰面积，结果见表2-5。

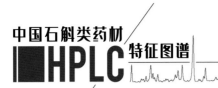

表2-5 铁皮石斛HPLC特征峰分析

峰号	相对峰面积												
	1（S）	2	3	4	5	6	7	8	9	10	11	12	13
平均相对保留时间	1.00	1.28	1.34	1.40	1.95	2.14	2.22	2.31	2.64	3.05	3.26	3.62	3.76
S1	1.000	0.531	0.214	0.182	0.642	0.068	0.043	—	—	0.137	0.441	0.099	0.151
S2	1.000	0.292	0.162	0.193	0.777	1.394	2.167	—	—	0.424	0.992	1.042	1.527
S3	1.000	0.556	—	—	0.649	2.295	3.014	—	—	0.311	11.605	—	—
S4	1.000	0.719	0.160	0.157	0.646	0.381	0.331	—	—	0.243	2.866	—	—
S5	1.000	0.549	0.187	0.183	0.815	0.219	0.367	—	—	0.364	4.062	0.176	0.188
S6	1.000	0.649	0.152	0.220	1.641	0.050	0.084	—	—	0.339	5.791	—	—
S7	1.000	1.259	0.261	0.263	1.181	0.943	1.261	—	—	0.076	3.200	—	0.152
S8	1.000	0.421	0.325	0.373	1.155	0.742	0.694	—	—	0.669	0.973	0.476	0.850
S9	1.000	0.679	0.837	1.032	3.451	1.151	0.413	—	—	2.737	3.567	1.415	1.925
S10	1.000	0.837	0.528	0.608	3.228	1.116	1.173	—	—	2.049	2.387	2.183	2.949
S11	1.000	0.374	0.171	0.176	0.411	0.277	0.354	1.135	1.984	—	0.178	—	—
S12	1.000	0.341	0.171	0.386	0.174	1.634	2.144	0.457	1.220	—	0.236	—	—
S13	1.000	0.568	0.205	0.243	0.480	1.142	1.683	0.514	1.318	—	0.149	—	—
S14	1.000	0.285	0.110	0.142	0.437	0.494	0.686	1.196	2.144	—	0.354	—	—
S15	1.000	0.381	0.118	0.128	0.158	—	—	1.286	2.121	—	0.279	—	—
S16	1.000	0.252	0.105	0.111	0.107	—	—	1.224	2.172	—	0.189	—	—
S17	1.000	0.411	0.163	0.087	0.429	0.170	0.084	0.557	1.070	—	0.070	—	—
S18	1.000	0.110	0.060	0.067	0.123	—	—	1.946	3.549	—	0.279	—	—
S19	1.000	0.315	0.079	0.096	0.214	—	—	1.127	2.180	—	0.988	—	—
S20	1.000	0.053	0.015	0.021	0.563	—	—	1.224	2.080	—	0.504	—	—
S21	1.000	0.706	0.163	0.138	0.746	—	—	1.069	1.718	—	0.202	—	—

峰号	相对峰面积												
	1（S）	2	3	4	5	6	7	8	9	10	11	12	13
S22	1.000	0.675	0.314	0.457	0.822	0.786	0.171	—	—	0.322	0.323	0.896	1.144
S23	1.000	0.532	0.174	0.229	0.610	0.450	0.489	—	—	0.171	0.125	0.202	0.311
S24	1.000	0.669	0.231	0.354	1.266	0.467	0.275	—	—	0.499	0.256	0.157	0.289
S25	1.000	0.357	0.289	0.395	1.535	0.500	0.361	—	—	0.678	0.281	0.341	0.641
S26	1.000	0.561	0.167	0.211	0.632	0.335	0.468	—	—	0.204	0.139	0.201	0.299
S27	1.000	0.223	0.225	0.312	0.810	0.319	0.320	—	—	0.338	0.106	—	0.632
成分	新西兰牡荆苷Ⅱ	新西兰牡荆苷Ⅰ	夏佛塔苷	异夏佛塔苷				佛莱心苷	异佛莱心苷	芦丁			

注："—"表示未检出

2.3类铁皮石斛共性及特异性特征峰及不同种源特征性分析 根据相似度分析的结果，采用国家药典委员会"中药色谱指纹图谱相似度评价系统软件"（2004 A版）分别生成3类样品重叠图，见图2-8、2-9、2-10。第Ⅰ类10批样品主要来源于广东、江西、福建等丹霞地貌，检出丰度明显较大的芦丁强峰，难以检出异佛莱心苷与佛莱心苷峰征，将其种源命名为"丹霞种"。第Ⅱ类11批样品主要来源于云南、广西等地，均能检出异佛莱心苷与佛莱心苷特征峰，其中，云南产区的样品以异佛莱心苷与佛莱心苷峰的丰度明显较大为特点，将其种源命名为"云南广南种"；而广西产区的样品异佛莱心苷与佛莱心苷峰相比云南产区丰度较小些，将其种源命名为"广西铁皮兰种"。而第Ⅲ类6批样品主要来源于浙江，呈现各特征峰丰度相对差异较小的特点，难以检出异佛莱心苷与佛莱心苷特征峰，但基本检出不同程度的芦丁峰为特征，将其种源命名为"浙江本地种"。提示可根据芦丁相对丰度或异佛莱心苷与佛莱心苷特征峰的检出及相对丰度作为铁皮石斛"丹霞种""云南广南与广西铁皮兰种"与"浙江本地种"的判断依据。混合对照品、铁皮石斛对照药材与3种铁皮石斛典型代表重叠图见图2-11。结果显示，铁皮石斛对照药材与"云南广南种"铁皮石斛基本一致，可认为铁皮石斛对照药材是采用"云南广南种"的铁皮石斛作为对照。除已鉴定的特征峰外，一些尚未明确的特征峰亦有一定的鉴别意义。如峰5和峰10均能在"丹霞种"和"浙江本地种"铁皮石斛中检出，而"广西铁皮兰种"与"云南广南种"基本未检出。峰12和峰13在"丹霞种"和"浙江本地种"的部分样品中均能检出，但"浙江本地种"的铁皮石斛均能检出丰度较大的峰13，而"丹霞种"并不是所有样品都能检出。此外，亦有"广西铁皮兰种"铁皮石斛的峰6和峰7相对于"云南广南种"较容易检出且丰度较大。

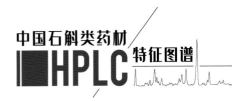

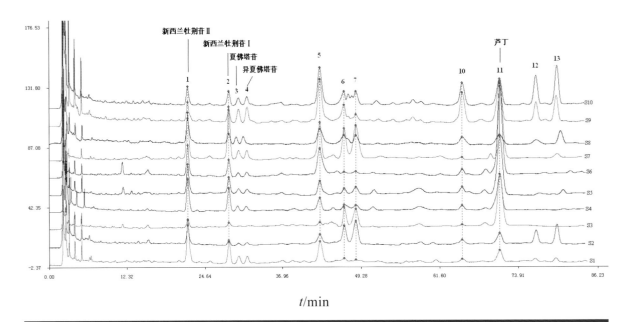

图2-8 铁皮石斛第Ⅰ类10批样品HPLC特征谱叠加

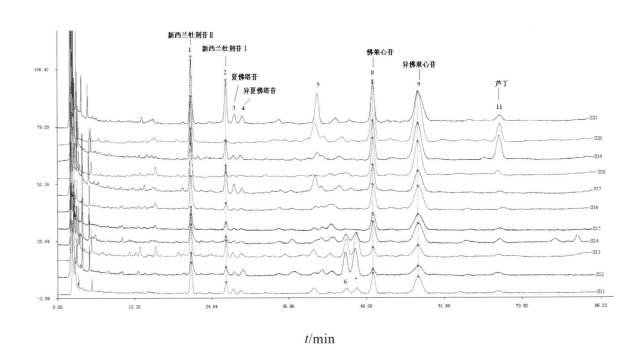

图2-9 铁皮石斛第Ⅱ类11批样品HPLC特征谱叠加

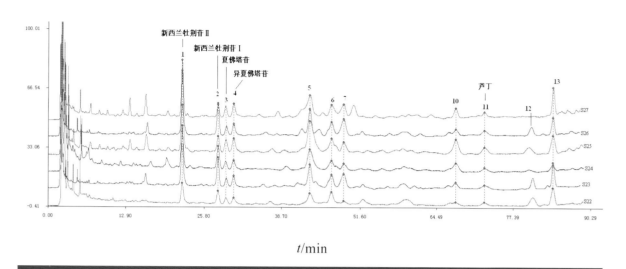

t/min

图2-10　铁皮石斛第Ⅲ类6批样品HPLC特征谱叠加

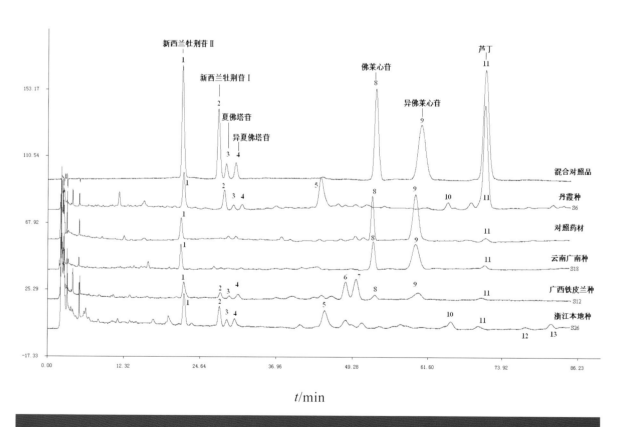

t/min

图2-11　混合对照品，对照药材与4种铁皮石斛代表样品HPLC图谱叠加

3.2类铁皮石斛与不同种源仿野生铁皮石斛的比较分析 利用建立的HPLC特征图谱方法分析仿野生与大棚栽培2种栽培方式下的铁皮石斛，4批来源于广东韶关及福建泰宁的仿野生铁皮石斛与来源于广东韶关的大棚栽培铁皮石斛比较见图2-12，而来源于广西容县的仿野生铁皮石斛与来源于广东容县的大棚栽培铁皮石斛比较见图2-13。结果4批来源于广东韶关及福建泰宁的仿野生铁皮石斛检出与大棚栽培类似的7~10个黄酮特征峰，新西兰牡荆苷Ⅱ、新西兰牡荆苷Ⅰ、夏佛塔苷、异夏佛塔苷、芦丁较为稳定检出，其中新西兰牡荆苷Ⅱ与芦丁的丰度相对较大，其他特征峰差异较大，与大棚类似。同是来源于广西容县的仿野生铁皮石斛与大棚栽培铁皮石斛检出的主要黄酮特征峰基本一致，但仿野生铁皮石斛在8~20 min时色谱峰较为丰富。

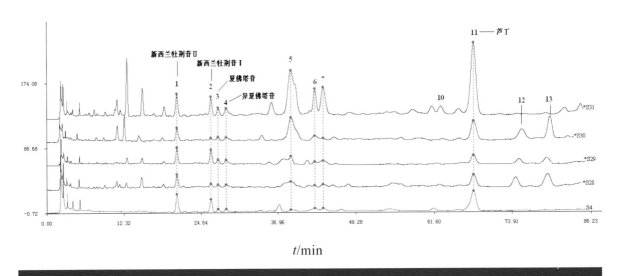

图2-12 "丹霞种"仿野生与大棚栽培铁皮石斛HPLC特征谱叠加

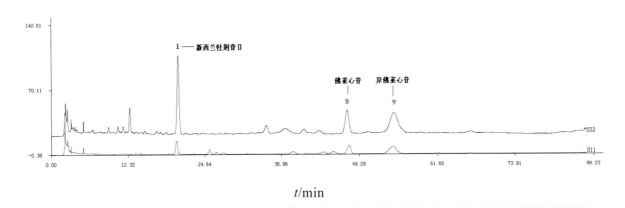

图2-13 "广西铁皮兰种"仿野生与大棚栽培铁皮石斛HPLC特征谱叠加

三、讨论

供试品溶液的制备考察了提取溶剂（甲醇、90%甲醇、80%甲醇和70%甲醇），提取方式（超声、水浴回流），确定了80%甲醇为溶媒100℃回流提取4 h的方法。针对某些黄酮成分极性较为相似分离度不佳的情况，本研究重点对流动相系统进行筛选，确定了四氢呋喃—乙腈—甲醇（10：22：5）— 0.05%磷酸梯度洗脱的流动相系统，大部分特征峰峰形尖锐，分离度好，方法准确可靠，重复性好。

27批铁皮石斛共标示出13个黄酮类特征峰，不同批次样品特征峰个数为7~11，鉴别了其中6个黄酮碳苷，其中峰1（新西兰牡荆苷Ⅱ）不同来源样品相对稳定的共有峰。部分样品可检出一定程度的峰3（夏佛塔苷）与峰4（异夏佛塔苷），而不同来源样品间的峰10（芦丁）、峰8（佛莱心苷）与峰9（异佛莱心苷）的差异则较大，可作为特异性成分的选择依据。

通过对13个特征峰的丰度分析，27批铁皮石斛共分了3类，与前期根据特征峰的峰形、峰数与峰面积结合本草道地产地记载进行分析初步分为3个种源基本一致。相似度评价数据以及特征图谱结果表明，不同来源样品内在质量存在较大的差异，说明根据黄酮成分对铁皮石斛进行种源分类十分必要。第Ⅰ类10批样品（"丹霞种"）主要来源于广东、江西、福建等丹霞地貌，以检出明显的芦丁强峰为特征。第Ⅱ类11批样品主要来源于云南、广西，均能检出丰度相对较大的异佛莱心苷与佛莱心苷特征峰，而且异佛莱心苷峰的丰度均大于佛莱心苷峰的丰度，比例也大致稳定在一定范围内。但云南产区的异佛莱心苷与佛莱心苷峰的丰度更为明显，将其进一步命名为"云南广南种"。而第Ⅲ类6批样品主要来源于浙江（即"浙江本地种"），各特征峰的丰度差异相对较小，但难以检出佛莱心苷与异佛莱心苷特征峰，多份样品芦丁峰均较小。

本研究结果显示铁皮石斛确实具有种源差异性，而研究中的铁皮对照药材与"云南广南种"铁皮石斛黄酮类成分特征图谱基本一致，证明了2015年版《中华人民共和国药典》铁皮石斛的对照药材是仅采用了某个产地的样品，没有考虑种源造成的差异性，这与课题组的前期研究结果相符，提示新版《中华人民共和国药典》在选择对照药材时应充分考虑种源差异性，以免影响铁皮石斛的质量评价。

本研究在前期的研究基础上，针对铁皮石斛中丰富的黄酮类成分，优化了铁皮石斛黄酮类成分的色谱条件，基本明确了不同种源铁皮石斛的共性及特异性黄酮苷类成分，并与仿野生铁皮石斛进行比较，验证了铁皮石斛不同种源存在的可靠性。新西兰牡荆苷Ⅱ作为最主要的共性成分，适合作为特征图谱的参照物峰；可根据芦丁相对丰度或佛莱心苷与异佛莱心苷特征峰的检出与否以及相对丰度作为铁皮石斛"丹霞种""云南广南与广西铁皮兰种"与"浙江本地种"的判断依据。针对异佛莱心苷峰的丰度均大于佛莱心苷峰的丰度不同的问题，本研究在前期研究的基础上，进一步将"广西铁皮兰种"明确为"云南广南种"与"广西铁皮兰种"。

第四节 浙江森宇铁皮石斛鲜品及 铁皮枫斗 HPLC 特征图谱分析

一、样品来源

见表2-6。鲜品样品低温烘干，粉碎，过筛；枫斗按药典法加工成螺旋状的铁皮枫斗。

表2-6 铁皮石斛鲜品与铁皮石斛枫斗来源

编号	样品号	产地	栽培方式	采收日期
1	TPSH034#	浙江佛堂	大棚1年条	20190802
2	TPSH035#	浙江佛堂	大棚2年条	20190802
3	TPSH050#	浙江佛堂新试验田（无叶）	大棚1年	20190902
4	TPSH051#	浙江佛堂新试验田（无叶）	大棚2年	20190902
5	TPSH052#	浙江佛堂老试验田（无叶）	大棚1年	20190902
6	TPSHFD001#（铁皮枫斗7号—1年条）	浙江云和	林下仿野生（板栗林）	20190522
7	TPSHFD002#（铁皮枫斗 6 号—2 年条）	浙江云和	林下仿野生（板栗林）	20190522
8	TPSHFD003#（铁皮枫斗 8 号—2 年条）	浙江文成	林下仿野生（杨梅林）	20190522

二、制成样品溶液

取样品粉末加适当溶媒提取浓缩，制成适宜浓度的样品溶液。

三、铁皮石斛鲜品特征分析

6批鲜品样品出峰基本一致，相似度较高，提示6批样品种源来源一致，且经不同大棚种植后，质量稳定；新实验田与老田样品差异不明显，提示质量前后保持一致；有些鞘膜紫斑明显的大棚样品部分特征峰的丰度较高，提示鞘膜紫斑可能与光照程度有关，某些特征峰呈现与仿野生栽培呈正相关趋势，有待深入研究。（图2-14）

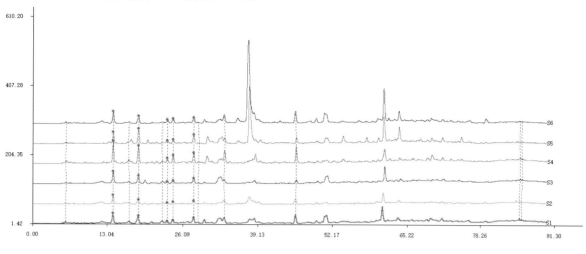

t/min

四、铁皮枫斗特征分析

3批铁皮枫斗出峰基本一致，相似度较高，提示3批样品种源来源一致；枫斗样品似具有与仿野生基本一致的特征峰，但有部分特征峰的相对丰度较低，估计与生长年限或生长环境（如光照程度）有关，亦可能与枫斗加工过程除去鞘膜与加热处理造成部分特征成分损失较少有关，有待进一步深入探讨（图2-15）；3批枫斗样品与6批鲜品比较，主要特征峰基本一致，显示加工前后，主要特征峰保持稳定，提示枫斗加工工艺稳定可行。（图2-16）

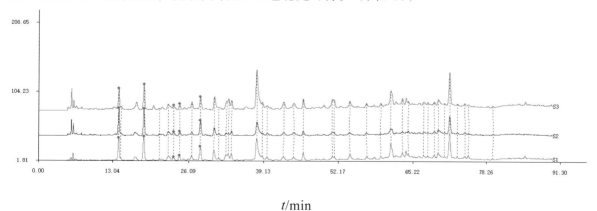

t/min

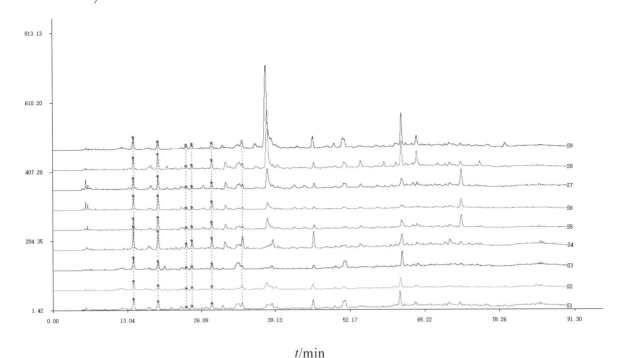

t/min

第三章 霍山石斛 特征图谱研究

第一节 霍山石斛概论

霍山石斛
Huoshanshihu

霍山石斛 *Dendrobium huoshanense* C.Z.Tang et S.J.Cheng（《植物研究》），〔米斛（霍山县药工、药农）、黄花石斛 *D. tosaense* Makino（沙文兰）《药学学报》〕。

【原植物】

茎直立，肉质，长3~9 cm，从基部上方向上逐渐变细，基部上方粗3~18 mm，不分枝，具3~7节，节间长3~8 mm，淡黄绿色，有时带淡紫红色斑点，干后淡黄色。叶革质，2~3枚互生于茎的上部，斜出，舌状长圆形，长9~21 cm，宽5~7 mm，先端钝并且微凹，基部具抱茎的鞘；叶鞘膜质，宿存。总状花序1~3个，从落了叶的老茎上部发出，具1~2朵花；花序柄长2~3 mm，基部被1~2枚鞘；鞘纸质，卵状披针形，长3~4 mm，先端锐尖；花苞片浅白色带栗色，卵形，长3~4 mm，先端锐尖；花梗和子房浅黄绿色，长2~2.7 cm；花淡绿色，开展；中萼片卵形披针形，长12~14 mm，宽4~5 mm，先端钝，具5条脉；侧萼片状披针形，长12~14 mm，宽5~7 mm，先端钝，基部歪斜；萼囊近矩形，长5~7 mm，末端近圆形；花瓣卵状长圆形，通常长12~15 mm，宽6~7 mm，先端钝，具5脉；唇瓣近菱形，长和宽大致等长，1~1.5 cm，基部楔形并且具1个胼胝体，上部稍3裂，两侧裂片之间密生短毛，近基部处密生长白毛；中裂片半圆状三角形，先端近

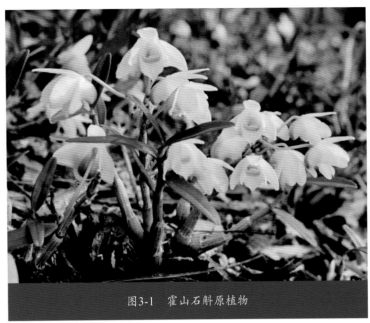

图3-1 霍山石斛原植物

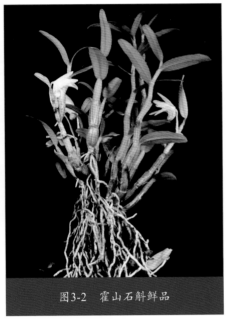

图3-2 霍山石斛鲜品

钝尖，基部密生长白毛并且具1个黄色横椭圆形的斑块；蕊柱淡绿色，长约4 mm，具长7 mm的蕊柱足；蕊柱足基部黄色，密生长白毛，两侧偶然具齿突；药帽绿白色，近半球形，长1.5 mm，顶端微凹。花期5月。（图3-1）

【产地分布】

安徽西南部（霍山）、河南西南部（南召）。生于山地林中树干上和山谷岩石上。

【药材正名】

霍山石斛、霍山石斛枫斗（简称"霍斗"）、金霍斛（浙江药农）。

【别名及异名】

霍石斛（《本草纲目拾遗》）、米斛（当地土称）、霍斗、金霍斛（均通称）。

【药材性状】

鲜品：茎丛生，直立肉质状，长3~9 cm。从下部向上逐步变细。下部粗2.5~3 mm或过之，具3~7节。淡黄绿色，有时带淡紫色斑点。幼茎时节明显，茎部为米粒状并有透明感。味甘，黏液特浓。（图3-2）

第二节 中药石斛正本清源之霍山石斛

石斛一名始载于《神农本草经》（公元前4—公元3世纪），迄今有2 300多年的应用历史，据马继兴《神农本草经辑注》记载："石斛，味甘、平。主伤中、除痹、下气，补五脏虚劳赢瘦，强阴，久服厚肠胃，轻身延年。一名林兰。"。据以上记载，《神农本草经》仅对石斛的性味、功能与主治范围等作了一定的描述，而对石斛的形态、特征，特别是产地未加阐述。因此，无法考证所述为何种植物。1578年，明代李时珍在《本草纲目》中记载"今蜀人栽之，呼为金钗花""开红花""短而中实""以蜀中者为佳"。后人依据这段描述定学名为石斛（*Dendrobium nobile* Lindl.），药材名称之为金钗石斛。但《本草纲目》所记载的味甘，性平，这又与现今所用的石斛又不一致，现今验证石斛（*D.nobile*）味苦，性寒。所以《神农本草经》所记载的石斛性味、功能主治与霍山石斛一致，嗣后的历代本草所记载"出六安"的石斛应是霍山石斛，从而弥补了《神农本草经》和《本草纲目》的记述缺失。

一、历史所记载"出六安"的石斛为霍山石斛

2 000年前，西汉《范子计然》记载："石斛出六安"；到东汉（25—220）至魏晋，约400年跨度的《名医别录》记载："石斛生六安山谷、水傍石上。"据历史地理考证，六安属我国中原地区，地靠大别山区，处于石斛自然界分布的北部边缘。"石斛出六安"，经实地考察证实安徽大别山区存在3种石斛，除霍山石斛外尚有铁皮石斛、细茎石斛。从南北朝的《名医别录》有载，经过历史长河的应用，直至1 200多年后，1765年，在清代赵学敏所著的《本草纲目拾遗》中将霍山石斛记载得更为全面，也是石斛在所有本草中记载最为详尽的一次。

赵学敏所著《本草纲目拾遗》中，记载称：霍石斛，出江南霍山，形较钗斛细小，色黄而形曲不直，有成毯（球）者，彼土人以代茶茗，云极解暑醒脾，止渴利水，益人气力。或取熬膏饷客，初未有行者，近年江南北盛行之，有不给，市贾率以风兰根伪充，但风兰根形直不缩，色青暗，嚼之不黏齿，味微辛。霍石斛嚼之微有浆，黏齿，味甘，微咸，形缩为真；赵学敏又引用年希尧《集经验方》曰：长生丹用甜石斛，即霍石斛也；范瑶初云：霍山属六安州，其地所产石斛名米心石斛，以其形如累米，多节，类竹鞭，干之成团，他产者不能米心，多不成团也；赵学敏又在书中引其弟赵学楷《百草镜》语曰：石斛近时有一种形短只寸许，细如灯芯，色青黄，咀之味微甘，有滑涎，系出六安及颍州府霍山县，是名霍山石斛，最佳……赵学敏又引陈廷庆云：本草多言石斛甘淡入脾，咸平入胃，今市中金钗及诸斛苦而不甘，性亦寒，且形不似金钗，当以霍斛为真金钗斛。清胃除虚热，生津已劳损，以之代茶，开胃健脾，功同参芪。定惊疗风，能镇涎痰，解暑，甘芳降气。由此可见，在250年前已经将石斛（*D.nobile*）和霍山石斛在形态、性味、功效加以区分。

（一）《本草纲目拾遗》霍山石斛的记述分析

《本草纲目拾遗》霍山石斛的记述主要有以下几点：

1.有明确的产地 如："霍石斛，出江南霍山……""系出六安及颍州府霍山县……"按清代前期，安徽长江以北有庐州府（今合肥）、凤阳府（今凤阳）等六府，颍州府（今阜阳）是其中一府，下有六安州及霍山县，该种石斛因出霍山，因而被命名为霍山石斛，以示与其他地区所产石斛有别。

2.有对植物形态及药材性状等较明确的记载 "形短只寸许，细如灯芯，色青黄，咀之味甘，嚼之有浆，黏齿"，又记载"其地所产石斛名米心石斛，以形如累米，多节，类竹鞭……"

以上是对这种特别矮小的石斛的植物形态，特别是幼茎刚出生时的特征描述，而"形较钗斛细小、色黄而形曲不直，有成毯（球）者……"的这段记述，则是对霍山石斛药材的性状叙述。

3.有对霍山石斛产品加工及应用情况的明确记载　有"彼土人以代茶茗"的"形曲不直"的自然干燥产品，"有成毯（球）者"的人工卷曲加工产品；而后者即为现代枫斗的前身；有"取熬膏以饷客"的煎剂或膏滋剂形式，这与现代传统中药制剂的膏滋剂无别。

4.有对霍山石斛伪品及如何鉴别伪品的记载　霍山石斛因分布范围狭窄，资源有限，不仅在现代，即使在当时也因"南北盛行之"而难以觅求，因而"有不给"便出现了伪品，伪品是称作"风兰"的一种植物，以其"形直不缩""嚼之不黏齿"，与霍山石斛的"有浆""黏齿"明显不同。

5.有对霍山石斛明确的功效作用记载　"有解暑醒脾、止渴利水、益人气力……"等功用，且"南北盛行之"，说明当时应用广泛，这也是霍山石斛流传至今、兴盛不衰的一个重要原因。

6.有对霍山石斛与金钗石斛（*D.nobile*）的两者比较　金钗石斛味苦，性寒，而霍山石斛味甘、微咸。同时认为霍山石斛功效同人参和黄芪。说明霍山石斛为石斛中的上品。

（二）对霍山石斛学名的争议

霍山石斛一名由来已久，在20世纪30年代有两本颇有影响的出版物，一是陈存仁《中国药学大辞典》（1935），其配套的《中国药物标本图影》中标示了霍山石斛药材图。另一本是日本木村康一等所著的《中药石斛的生药学研究》（1937），两者均提及霍山石斛，但木村氏在他的记载中将细霍斗A（霍山石斛的药材）订名为*Dendrobium wangii* C.L.Tso，此学名经修订为*D.hercoglossum* Rohb.f.，即重唇石斛。中华人民共和国成立后，首先提到霍山石斛学名的胡天放在"霍山石斛由野生变为栽培的经验介绍"（1958）一文中采用的学名为*D.monile* Kranenzl.c，此为细茎石斛的异名；沙文兰等在"中药石斛鉴定研究"（1980）一文中又将霍山石斛订名为*D.tosaese* Makino.（即黄石斛）。

（三）霍山石斛学名的确定

由于历史的原因，霍山石斛几乎被采挖灭绝，因此沉寂多年，它的学名也众说纷纭；直到1984年，由唐振缁、程式君两人将霍山石斛订名为（*Dendrobium huoshanense* C.Z.Tang et S.J.Cheng），并正式发表；2003年包雪声、顺庆生等出版了《中华仙草之最——霍山石斛》一书，以一些史料记录，对与此相关的石斛之间的历史关系作了评价；2015年魏刚、顺庆生等应霍山县有关部门委托重新编撰出版了《中华仙草——霍山石斛》，以更为详尽的考证及大量史料论证了霍山石斛的珍稀与道地，并综合本草与方志等历史文献首次提出了霍山石斛在历史上曾出现了四次大的缺失期，同时对霍山石斛作了解剖学研究，是对霍山石斛研究最详尽的一本专著，从此引起了石斛业界的普遍关注。

二、枫斗起源霍山石斛

枫斗是我国名贵中药和传统的保健品，枫斗的记载虽然只有近250年的历史，但是它的历史价值在中药界值得传颂和记忆。这就是赵学敏所著的《本草纲目拾遗》中记载的"霍石斛，出江南霍山，形较钗斛细小，色黄，而形曲不直，有成毯（球）者。"这"成毯者"就是现今的枫斗。霍山石斛植株矮小，茎肉质粗壮，质地柔软又富含膏滋（主要成分为多糖）；又因新鲜石斛不易长期保存，因此经过多道工序加工干燥而成螺旋状或弹簧状，俗称"龙头凤尾"。霍山石斛枫斗一个典型的特点是"头大尾小"，即"龙头"稍大，"凤尾"较小，而用其他石斛，如细茎石斛仿制的枫斗则头、尾匀称，真伪易辨。

2016年顺庆生、魏刚等在《中华枫斗》专著中收集了约50种各类枫斗，阐述了枫斗起源于霍山石斛的历史，该专著基本上囊括了全国枫斗品种，包含了铁皮斗、霍斗及其混淆品和伪品，同时介绍了各种枫斗的原植物以及枫斗的加工制作，是一本详尽的枫斗大全。历代以来，霍山石斛几被采摘殆尽，因此药农寻找同类的石斛来加工枫斗，首选的是与霍山石斛接近的肉质丰富的铁皮石斛，因此而湮没了霍山石斛和霍斗的存在。从南北朝一直到宋朝，因大量使用，铁皮石斛也渐稀少，或另采"同类"的铜皮、黄草加工成了枫斗的代用品，所以形成今日之各类枫斗如铁皮斗、铜皮斗、水草斗、刚节斗等不一而足。但是霍山石斛、霍斗早已深入人心，而商品早已出口海内外，驰名中外，所以，虽然各类枫斗也远销海外，但也都是以霍斗、金霍斗、霍斛、霍山石斛之名统称。也说明霍山石斛这个特有种，是霍山的道地药材，所以才能风靡海内外、长盛不衰。

三、霍斗与茶文化

"霍石斛出江南，有成毬者，彼土人以代茶茗"，这里"代茶茗"所指的 "成毬者"即是炒制加工品；所指"茶茗"就是饮茶，这与我国茶文化一脉相承。我国是茶树原产地，也是最早发现与利用茶的国家，茶叶生产历史悠久，早在神农时代就用茶解毒。周武王伐纣时，茶叶已作为贡品，西汉时代茶叶已成商品，南北朝佛教盛行，山中寺庙林立，南方寺庙大都种茶，到唐朝饮茶之风盛行，经宋、明、清沿袭至今，茶文化一直是中华民族文化的一个符号，也影响了全世界。

顺庆生、魏刚等2016年在《中华枫斗》专著中经大量考证，首次提出枫斗的起源与我国茶文化密切相关。根据有关记载，明代以前石斛炮制多采用"蒸制法"，明代后期制茶工艺"炒青法"日渐成熟、普及，这为枫斗加工奠定了炒制工艺的历史大背景。明代炒青法所制的散茶都是绿茶，当时有许多著名的绿茶，据明人屠隆《考槃余事》载，"虎丘茶""天池茶""阳羡茶""六安茶""龙井茶""天目茶"为六大茗品。这六大茗品多为江浙以及六安所产，又恰与石斛的传统道地产区相吻合，让人不得不遐想以下的情景：在明后期或清初期，或在六安（霍山），或在江浙产茶山区（同时又分布有野生石斛），掌握了炒制技术的某个茶农（或药农），尝试将鲜石斛也用炒制法加工成最早的枫斗雏形，用于代茶饮，其香优雅，经久耐泡，于是世间便多了一道茗茶，中药便多了一种养生佳品。

四、现代研究进展

正是由于霍山石斛具有很高的药用价值，当地历届政府高度重视保护和开发，霍山石斛产业历经野生改家种保种、种子组培技术突破、产业化发展3个历史阶段。目前，霍山县内霍山石斛种植面积超过400 hm²，从事种苗组培、种植、加工及销售的企业达200多家，农民专业合作社及种植农户近300户，总产值超过15亿元。可见产业规模日趋扩大，已基本能满足霍山石斛临床用药的需求。

质量基础研究方面，2014年12月，魏刚、顺庆生等建立了霍山石斛HPLC特征图谱分析方法，初步拟定黄酮类成分指标群，为霍山石斛的质量控制提供了方法依据，特征图谱能有效区分霍山石斛与铜皮（细茎石斛）；2016年同一课题组吴成凤等进一步通过超高效液相色谱—电喷雾串联质谱法对霍山石斛进行特征性指纹图谱研究，分析显示有9个特征峰，其中8个特征峰可以确认为夏佛塔苷、异夏佛塔苷、柚皮苷、芹菜素-6,8-二-C-β-D-葡萄糖苷、芹菜素-6-C-β-D-木糖苷-8-C-β-D-葡萄糖苷、芹菜素-6,8-二-C-α-L-阿拉伯糖苷、牡荆素-2″-O-鼠李糖苷、芹菜素-6-C-α-L-阿拉伯糖苷-8-C-β-D-木糖苷，为霍山石斛黄酮类特征组分的研究奠定基础；2018年，同一课题组王雅文、黄月纯等对铁皮石斛与霍山石斛中的甘露糖、葡萄糖及柚皮素进行了含量比较的研究，研究表明甘露糖、葡萄糖含量测定可应用于霍山石斛的定量质控指标；但依据两种石斛的总多糖含量、水解后的单糖含量以及柚皮素含量，无法区分铁皮石斛与霍山石斛，需结合其他专属性方法方能对两种石斛进行区别；课题组已同时开展了霍山石斛的TLC鉴定研究，并初步得到有效区分霍山石斛、铁皮石斛、金钗石斛等的鉴别方法。

此外，罗宇琴、蒋超、袁媛等通过比对石斛药材ITS及trnL-trnF序列，设计引物，建立同时鉴别霍山石斛、铁皮石斛及齿瓣石斛的多重位点特异性PCR法，能特异性鉴别霍山石斛、铁皮石斛及齿瓣石斛；钱雪明对霍山石斛进行食用安全性评价及其多糖生化特性研究，研究表明，霍山石斛茎无急性毒性和亚慢性毒性，无遗传毒性和致畸作用，且其有机氯农药残留量、重金属含量和微生物指标等外源性毒素均符合国家相关标准，霍山石斛茎在试验剂量范围内不具有毒性，食用安全；其多糖主要由甘露糖和葡萄糖组成。

五、讨论

《神农本草经》所记载的石斛内容，一直被奉为经典，但经过深入考证与实地考察，《神农本草经》中记载的石斛其性味甘，性平。而现在学名石斛所指的是石斛（*D.nobile*），其味苦，性寒，这与历代本草记载不太一致，所以有必要区分核实。但是《中华人民共和国药典》一部从1977～2000年共5版，从2005～2015年共3版，将铁皮石斛、金钗石斛、流苏石斛、鼓槌石斛的功效收载完全一致，也与历史应用及临床实践有出入；尤其石斛（*D.nobile*）含大量生物碱，一致公认味苦，性寒，功偏清热；250年前的《本草纲目拾遗》中就指出"今市中金钗及诸斛苦而不甘，性寒，其形不似金钗，当以霍斛为真金钗……"同时又记载"清胃除虚热，生津已劳损，以之代茶，开胃健脾，功同参芪"，这些描述弥补了《神农本草经》的记述缺失。笔者等长期关注这一现象，认为不同石斛的功效很有必要在考证的基础上予以规范、完善。

《中华人民共和国药典》是国家重要的法典，数十年虽历经修订，但根本的原则性问题应引起重视。例如2010年版《中华人民共和国药典》将鼓槌石斛列入石斛条目中，笔者等经多年的调研，认为其缺乏药用的历史记载，也甚少作为中药材和饮片在临床应用。所以笔者认为《中华人民共和国药典》中石斛条目除应认真研究其性味不同外，建议石斛（*D.nobile*）应单列，霍山石斛、铁皮石斛作为历史上石斛药材应用的主流品种与优质枫斗而另行分清。尤其建议在霍山石斛人工栽培规模扩大、质量标准研究完善的基础上，尽早纳入《中华人民共和国药典》。至于鼓槌石斛是否另立条目需加强研究。长期以来，石斛条目项下均加注"同属植物近似种"，而我国兰科石斛属植物超过70种，哪些近似种能用，哪些不能用，应进一步厘清，不应无限扩大石斛的应用品种。

对霍山石斛正本清源的另一个意义，在于《本草纲目拾遗》中"成毯者"就是我国著名中药枫斗的前身，也就是枫斗起源于霍山石斛，现今风靡海内外，包括现市售各类枫斗（不同的石斛加工品）均以霍斗、霍斛、霍山石斛之名伪充。这说明霍山石斛已深入人心，因而能长盛不衰。但是目前市场上的枫斗品种繁多而混乱，应引起国家药典委员会的重视和关注。总之，《中华人民共和国药典》对石斛类药材已逐渐走上规范化道路，希望进一步提高完善。同时枫斗的起源又与我国的茶文化密切有关，这又是一个值得探索的课题。

第三节　霍山石斛特征图谱初步研究

霍山石斛是石斛中最名贵的品种，也是最具代表性的品种。清代赵学敏《本草纲目拾遗》（1765年，清乾隆三十年）书中明确、详尽地阐释了霍石斛，其中记载"《百草镜》：石斛近时有一种形短只寸许，细如灯芯，色青黄，咀之味甘，微有滑涎，系出六安州及颍州府霍山县，名霍山石斛，最佳。其功长于清胃热，惟胃肾有虚热者宜之，虚而无火者忌用……范瑶初云：霍山属六安州。其地所产石斛名米心石斛，以形如累米，多节，类竹鞭，干之成团。他产者不能米心，多不成团也。"因此霍山石斛又称霍山米斛。

霍山米斛野生资源由于遭到大规模的破坏，少见真影，直到21世纪80年代，才确定了其拉丁学名：*Dendrobium huoshanense* C. Z. Tang et S. J. Cheng。其中鉴定标本就是由安徽霍山县的何云峙先生所提供的。2003年包雪声、顺庆生等出版《霍山石斛》一书，两位作者收集、栽种、观察与鉴定的（石斛）种类至少涉及有50种；同时认为：赵学敏、赵学楷在《本草纲目拾遗》及《百草镜》中所记述的霍石斛或霍山石斛，其指的植物性状特征只能与霍山石斛 *Dendrobium huoshanense* C. Z. Tang et S. J. Cheng相互符合，而不是指石斛属其他种类植物。

由于霍山石斛局限分布于安徽省霍山县及邻近地区，以其味甘、黏质厚之上乘品质成为石斛中的极品，备受历代医家推崇，但目前尚未列入《中华人民共和国药典》。《本草纲目拾遗》中有对霍山石斛产品加工及应用情况的明确记载。如"彼土人以代茶茗"的"形曲不直"的自然干燥产品，"有成毯（球）者……"的人工卷曲加工产品，而后者即为现代枫斗产品的前身，目前市场上的大量枫斗产品可能由此演变而来。由于霍山石斛独特的生长环境要求，以及历代的采挖和近代生态环境的改变，其野生资源日趋稀少，濒临灭绝。导致市场上充斥各种假冒伪劣"霍石斛""霍斗""金霍斛"，因此研究一种真伪鉴别的技术非常必要。

目前真正在市场上出售的霍山石斛成品极少，常用细茎石斛等加工冒充成霍山石斛。由于难以得到真正的霍山石斛成品，有关霍山石斛质量研究的报道更少。近年来霍山石斛人工栽培取得可喜进展，在安徽霍山县已经开始初步量产，笔者与霍山当地企业合作，采用首次人工栽培成功的霍山石斛开展特征图谱的研究，有利于规范霍山石斛的市场。课题组前期已开展了铁皮石斛、齿瓣石斛、兜唇石斛等特征指纹图谱的研究，本研究是在确保霍山石斛来源正品的基础上，采用HPLC特征图谱的分析技术来建立栽培霍山石斛特征图谱，为确保霍山石斛的质量提供依据，并初步比较了栽培品与野生品的差异。针对霍山地区常以铜皮石斛冒充霍山石斛的现状，初步比较了霍山米斛与霍山产铜皮石斛特征图谱差异，报道如下。

一、仪器和试药

四元泵、柱温箱、二极管阵列检测器和 Agilent 1200色谱工作站（Agilent 1200高效液相色谱仪，美国 Agilent 公司）；Sartorius BP 211D 分析天平（赛多利斯天平有限公司）；KQ-400 KPE超声波清洗仪（功率500 W，频率40 kHz，昆山市超声仪器有限公司）。9批栽培霍山石斛（编号S1~S9）由九仙尊霍山石斛科技股份有限公司提供，1批栽培霍山石斛（编号S10）由何祥林提供，1 批野生霍山石斛（编号S11）及1批霍山栽培细茎石斛（编号S12）由九仙尊霍山石斛科技股份有限公司提供。霍山石斛经顺庆生教授鉴定系霍山石斛 *Dendrobium huoshanense* C. Z. Tang et S. J. Cheng的茎，细茎石斛为*Dendrobium moniliforme*（L.）Sw. 的茎，当地俗称黄铜皮。鲜品霍山石斛、细茎石斛在60 ℃条件下减压烘干，备用。乙腈为色谱纯，其他试剂为分析纯。

二、方法和结果

（一）色谱条件
Kromasil 100-5 C$_{18}$色谱柱（250 mm×4.6mm，5 μm）；流动相由乙腈（A）—0.1%磷酸溶液（B）组成，梯度洗脱（0~30 min，乙腈为13%→18%乙腈；30~55 min，18%→27%乙腈，55~60 min，27%→35%乙腈）；检测波长340 nm；柱温35 ℃；体积流量1.0 mL/min。

（二）供试品溶液
取霍山石斛粉末（过四号筛）1 g，精密称定，加甲醇50 mL，回流提取4 h，取出，放冷，滤过，滤液减压蒸干，残渣加甲醇使之溶解，置2 mL量瓶中，再加甲醇稀释至刻度，缓缓摇匀，即得。同法制备铜皮石斛的供试品溶液。

（三）方法学考察
1.精密度试验　精密吸取5 μL同一供试品溶液，连续进样6次。所得图谱与对照模式的相似度均大于0.99，显示精密度良好。

2.稳定性试验　精密吸取5 μL同一供试品溶液，分别在0，3，6，9，12，24 h进样。所得色谱与对照模式的相似度均大于0.99，显示24 h内供试品溶液稳定性较好。

3.重复性试验　取6份同一批样品，分别制备供试品溶液，进样分析。所得图谱与对照模式的相似度均大于0.99，显示重复性良好。

（四）样品检测
精密吸收5 μL供试品溶液，同法进样分析。

（五）特征图谱的建立和分析
1.确定共有峰　根据以上10批霍山石斛的样品的分析结果，其HPLC色谱均有24个特征共有峰，计算各特征共有峰的相对保留时间与相对峰面积，以峰5为参照峰（S）计算，结果见表3-1。

表3-1　霍山石斛HPLC特征图谱

峰号	平均相对保留时间	相对峰面积										
		S1	S2	S3	S4	S5	S6	S7	S8	S9	S10	（均数±标准差）
1	0.571	0.121	0.097	0.102	0.131	0.098	0.109	0.101	0.105	0.115	0.108	0.109±0.011
2	0.647	0.381	0.275	0.386	0.389	0.331	0.362	0.288	0.445	0.359	0.463	0.368±0.060
3	0.761	0.274	0.309	0.267	0.239	0.272	0.205	0.198	0.104	0.241	0.104	0.221±0.070
4	0.963	0.553	0.502	0.592	0.548	0.566	0.586	0.554	0.619	0.548	0.559	0.563±0.031
5（S）	1.000	1.000	1.000	1.000	1.000	1.000	1.000	1.000	1.000	1.000	1.000	1.000
6	1.106	0.473	0.373	0.409	0.290	0.487	0.378	0.399	0.552	0.527	0.407	0.430±0.080
7	1.140	0.140	0.118	0.142	0.142	0.141	0.121	0.117	0.136	0.128	0.147	0.133±0.011
8	1.198	0.283	0.177	0.241	0.211	0.311	0.227	0.219	0.333	0.331	0.204	0.254±0.056
9	1.395	0.830	0.699	0.835	0.822	0.714	0.724	0.635	0.758	0.671	0.881	0.757±0.081
10	1.469	1.029	0.907	0.996	1.044	0.815	0.645	0.768	0.806	0.786	1.013	0.881±0.136
11	1.594	0.393	0.986	0.367	0.134	0.184	0.098	0.335	0.166	0.123	0.431	0.322±0.264
12	1.635	1.110	1.082	0.874	1.076	0.502	0.235	0.714	0.391	0.784	1.168	0.793±0.329
13	1.686	1.166	1.178	1.387	0.903	0.668	0.519	0.953	0.294	0.686	0.490	0.824±0.351
14	1.756	0.101	0.090	0.137	0.112	0.068	0.078	0.073	0.088	0.070	0.103	0.092±0.022
15	1.821	0.117	0.175	0.188	0.228	0.205	0.180	0.162	0.182	0.191	0.145	0.177±0.031
16	1.857	0.222	0.125	0.200	0.065	0.082	0.063	0.105	0.115	0.116	0.116	0.121±0.053
17	2.205	0.647	0.357	0.560	0.600	0.380	0.074	0.434	0.192	0.364	0.239	0.385±0.184
18	3.164	0.294	0.261	0.262	0.243	0.223	0.217	0.230	0.068	0.238	0.195	0.223±0.061
19	3.304	0.250	0.257	0.229	0.214	0.198	0.170	0.237	0.110	0.199	0.199	0.206±0.043
20	3.403	0.151	0.150	0.131	0.157	0.147	0.113	0.132	0.032	0.144	0.116	0.127±0.037
21	3.537	0.187	0.290	0.198	0.154	0.157	0.158	0.198	0.096	0.170	0.164	0.177±0.049
22	3.770	0.164	0.137	0.201	0.093	0.069	0.019	0.122	0.013	0.031	0.173	0.102±0.068

续表

峰号	平均相对保留时间	相对峰面积										（均数±标准差）
		S1	S2	S3	S4	S5	S6	S7	S8	S9	S10	
23	3.986	0.149	0.146	0.174	0.111	0.053	0.041	0.107	0.009	0.057	0.076	0.092±0.054
24	4.889	0.073	0.076	0.084	0.062	0.062	0.030	0.058	0.035	0.031	0.065	0.058±0.019

2.相似度分析　采用国家药典委员会中药色谱指纹图谱相似度评价系统软件（2004A版）进行相似度分析，以均值数法生成10批栽培霍山石斛特征图谱。样品相似度比较结果见表3-2。10批样品HPLC特征图谱重叠图及共有模式见图3-3~图3-4。野生霍山石斛（见图3-5）除个别峰与栽培品不一致外，绝大多数峰与栽培品一致，但相对峰面积比值有差异，与栽培霍山石斛特征图谱对照模式的相似度为0.839。细茎石斛（见图3-6）主要为两个较大的特征峰，与霍山石斛有明显差异。

表3-2　霍山石斛HPLC特征图谱的相似度

批号	S1	S2	S3	S4	S5	S6	S7	S8	S9	S10
相似度	0.975	0.918	0.966	0.973	0.986	0.953	0.986	0.953	0.990	0.969

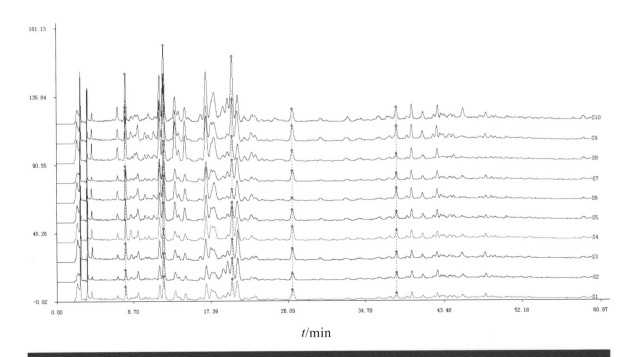

图3-3　10批霍山石斛HPLC的特征图谱重叠图

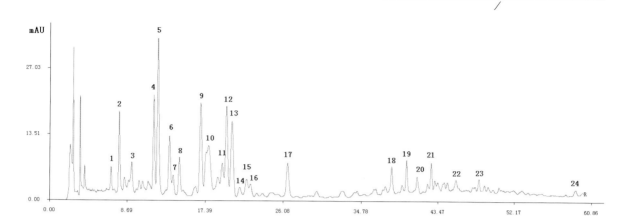

图3-4　霍山石斛HPLC的特征图谱对照模式

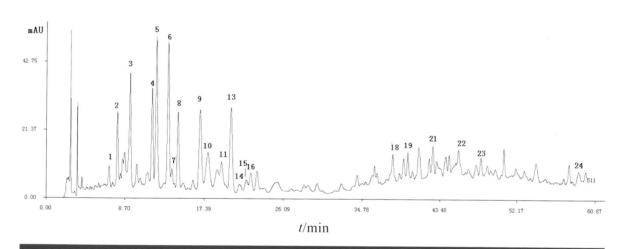

图3-5　野生霍山石斛的HPLC特征图谱

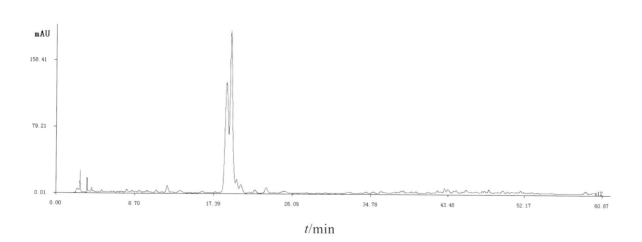

图3-6　霍山铜皮石斛HPLC色谱图

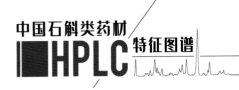

三、讨论

石斛为名贵药材，2010版《中华人民共和国药典》收载石斛为金钗石斛、鼓槌石斛、流苏石斛，并将铁皮石斛单列。霍山石斛是据考证石斛药用历史明确的四大石斛（霍山石斛、铁皮石斛、细茎石斛、金钗花）之一，且是其中最具代表性的品种。我们的系列研究表明可以采用HPLC特征指纹图谱有效区分不同的石斛。

本试验比较了Kromasil 100-5 C₁₈柱（250 mm×4.6 mm，5 μm）、Zobax SB Aq柱（250 mm×4.6 mm，5 μm）、Zorbax SB C₁₈柱（250 mm×4.6 mm，5 μm）的分离效果，其中以Kromasil 100-5 C₁₈柱的分离度较好；考察不同柱温（25、30、35和40 ℃）对分离效果的影响，结果以35 ℃效果最佳。供试品溶液的制备比较了超声处理及回流提取方法，对部分特征峰回流提取效果较好，而且浓缩处理较方便，确定采用回流方法。

本研究分析了10批栽培霍山石斛样品，各样品均具有24个共有峰，平均总共有峰面积百分比大于总峰面积的90%；以均值法生成的共有模式为对照，10批样品相似度大于0.900，表明栽培的霍山石斛具有比较稳定的HPLC特征图谱，从而意味其质量稳定。研究还分析了1批野生霍山石斛，与栽培霍山石斛特征图谱对照模式为对照，相似度为0.839，主要特征峰基本一致，提示栽培成功可行；与栽培品相比，野生霍山石斛峰数较丰富，特征峰相对比值有差异，野生品的峰3、峰6相对比值较大，而峰12、峰17号则几乎未检出。

此外，实验初步比较了1批霍山产铜皮石斛，结果发现与霍山石斛有非常明显差异。课题组另对多批霍山产黄铜皮石斛建立了特征图谱（另文报道），确实与米斛特征明显不同。由于样品量较少，野生与栽培霍山石斛特征图谱规律性以及霍山石斛与铜皮石斛的差异性还有待进一步研究及证实。由于霍山石斛价格昂贵，暂无法大量制取获得对照品，霍山石斛黄酮类成分的鉴别有待进一步利用LC-MS/MS等技术对主要色谱峰进行成分归属等研究。

第四节 霍山石斛黄酮成分液质指纹图谱研究

霍山石斛*Dendrobium huoshanense* C. Z. Tang et S. J. Cheng, 俗称米斛，是石斛中最名贵的品种，为兰科石斛属多年生草本植物，仅分布于大别山区一带的安徽霍山、金寨、岳西、舒城等县，含有多糖、生物碱等多种有效成分，药理作用包括对心血管病的预防、增强免疫力、抗白内障作用与抗癌效果等，是安徽道地药材之一。由于霍山石斛生境特殊及过度采集，其野生资源已濒临灭绝，市场存量过少，导致列版《中华人民共和国药典》的修订中均没有出现，质量控制严重缺乏标准。目前对霍山石斛的化学成分与组效关系的研究十分少，其因是由于霍山石

42

斛样品的珍稀，很难达到足够量的供试材料，多数研究者方向偏重于其多糖与生物碱的含量检测。最近几年人工培育技术不断进步推动了霍山石斛的发展，目前已经有了初步的产量化，本课题组长期与霍山县石斛企业合作，以当地人工栽培的霍山石斛为试验样本。

作者在建立霍山石斛液质特征图谱的基础上，进一步利用ESI-MSn技术对标示的特征峰进行定性分析。通过借助霍山石斛黄酮碳苷的电喷雾质谱电离规律，结合药材提取物中各组分的多级质谱碎裂信息，并依据相关参考文献和对照品对霍山石斛黄酮类成分进行了初步定性，鉴别出霍山石斛主要的黄酮类化学成分，为霍山石斛的质量控制提供研究基础。同时，还将建立的特征图谱方法应用到霍山产细茎石斛中，拟将二者加以区分。

一、试药

霍山石斛由九仙尊霍山石斛股份有限公司供应，经广州中医药大学新药开发研究中心魏刚研究员鉴定系霍山石斛 *Dendrobium huoshanense* C. Z. Tang et S. J. Cheng的茎，鲜品霍山石斛在60 ℃条件下减压烘干，备用。色谱级甲醇（Merck），自制超纯水，剩余试剂是分析纯。

对照品异夏佛塔苷(批号110885 – 200102)、夏佛塔苷(批号111687 – 200602)购自中国食品药品检定研究院，新西兰牡荆苷Ⅱ、新西兰牡荆苷Ⅲ、芹菜素-6,8-二-C-α-L-吡喃阿拉伯糖苷、牡荆素-2″-O-鼠李糖苷均为广州中医药大学新药中心自制，经ESI-MS、^{1}H-NMR和[13]C-NMR确认结构，纯度在98%以上。

二、方法与结果

（一）供试品制备

鲜品霍山石斛除去泥沙，按照不同部位进行分类，茎部位用纱布抹去叶鞘后再用剪刀剪成小段，置于烘箱（60 ℃）下烘干，烘干后用打粉机粉碎，粉末过三号筛，取粉末约1 g，精密称定。甲醇超声提取两次：第一次加甲醇50 mL，超声提取处理45 min，取出，静置至室温，滤过，药渣连同滤纸剪碎同置于锥形瓶中，第二次超声波提取是加入50 mL 甲醇（80%），45 min后拿出放冷，用滤纸滤过，滤液混合到一起，用旋转蒸发仪蒸至约2 mL，残渣加80%甲醇使溶解，置2 mL容量瓶中，加80%甲醇定容至刻度，摇匀，用0.22 μm微孔滤膜滤过，续滤液即为浓度约为0.5 g/mL的供试品溶液。

（二）对照品溶液的制备

取新西兰牡荆苷Ⅱ、新西兰牡荆苷Ⅲ、异夏佛塔苷、夏佛塔苷、芹菜素-6,8-二-C-α-L-吡喃阿拉伯糖苷、牡荆素-2″-O-鼠李糖苷对照品适量，精密称定，加甲醇分别制成每1 mL含新西兰牡荆苷Ⅱ245 μg、新西兰牡荆苷Ⅲ275 μg、异夏佛塔苷315 μg、夏佛塔苷290 μg、芹菜素-6,8-二-C-α-L-吡喃阿拉伯糖苷297.5 μg、牡荆素-2″-O-鼠李糖苷300 μg的对照品溶液。

（三）色谱条件

Hypersil GOLD C$_{18}$（100 mm × 2.1 mm ID，1.9 μm，Thermo，USA）；甲醇-10 mmol/L 乙酸铵水溶液作流动相梯度洗脱，0~6.5 min：甲醇20%~23%；10~10.5 min：甲醇24%~26%；15~16 min：甲醇26%~32%；26~30 min：甲醇40%~42%；35 min：甲醇35%；柱温：25 ℃；检

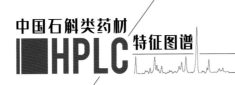

测波长: 340 nm; 进样量: 10 μL。负离子模式。

（四）质谱条件

选择化合物2（图3-8）调节离子阱质谱仪器鞘气和辅气的流速，喷雾电压，毛细管温度，等条件，结果如下：雾化鞘气为氮气（40 psi）；雾化辅助气也为氮气（10 psi）；毛细管温度300 ℃；喷雾电压：3.0 kV；碰撞气为氮气；碰撞能量：35%。

三、实验结果与分析

（一）霍山石斛液相色谱—质谱分析

考察了五个对照品溶液与霍山石斛供试品，得到UPLC-UV色谱图，结果见图3-7，得到的LC-MS色谱谱图见图3-8，11批霍山石斛相似度结果分析见表3-3。

结果表明该11批霍山石斛的UPLC-UV特征图谱中有17个共有峰，其相对保留时间基本一致，相对峰面积有所不同。相似度结果除了S4，其他都大于0.815，说明样品内成分具有内在的稳定性，可能是由于栽培方式、生长年限、采收或储存时间等因素引起成分积累的差异，具体原因有待进一步深入研究。并在相同色谱条件下，对霍山产细茎石斛进行了分析，结果见图3-9，结果显示霍山石斛与铁皮石斛和细茎石斛特征图谱有显著差异。

表3-3 霍山石斛UPLC特征图谱相似度

批号	S1	S2	S3	S4	S5	S6	S7	S8	S9	S10	S11
相似度	0.985	0.982	0.936	0.794	0.932	0.923	0.815	0.839	0.972	0.949	0.983

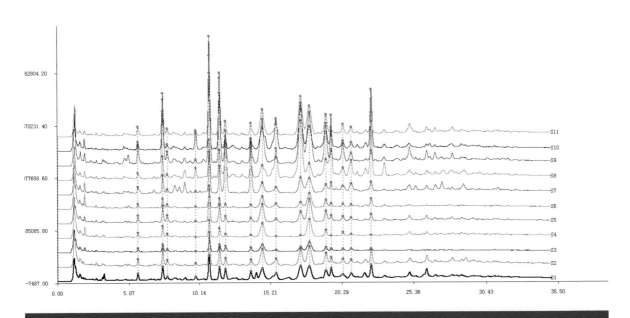

图3-7 11批霍山石斛UPLC—UV图谱重叠图

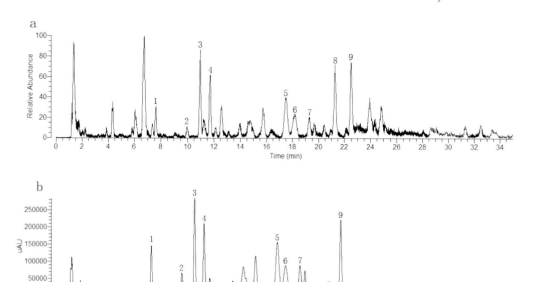

图3-8　霍山石斛样品紫外色谱图、总离子流图

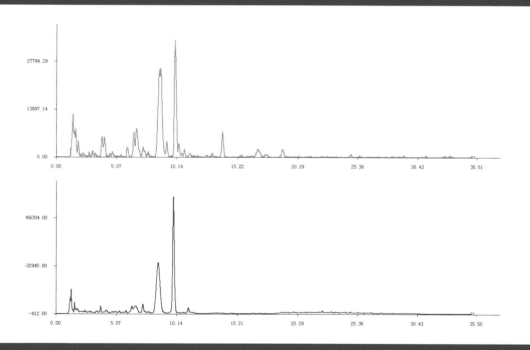

图3-9　细茎石斛样品紫外色谱图、总离子流图

（二）霍山石斛特征峰的归属

　　采用UPLC-ESI-MSn方法分析霍山石斛提取液发现9个化合物在负离子模式下均出现去质子的准分子离子峰，在已确定的霍山石斛一级质谱条件的基础上进行二级 Dependent Scan扫描（图3-10），获得霍山石斛各色谱峰的二级质谱图，对各色谱峰对应的化合物进行归属。色谱峰号1~9的多级质谱数据见表3-4，结合对照品的保留时间和电喷雾质谱图，确认其中8个色谱峰。

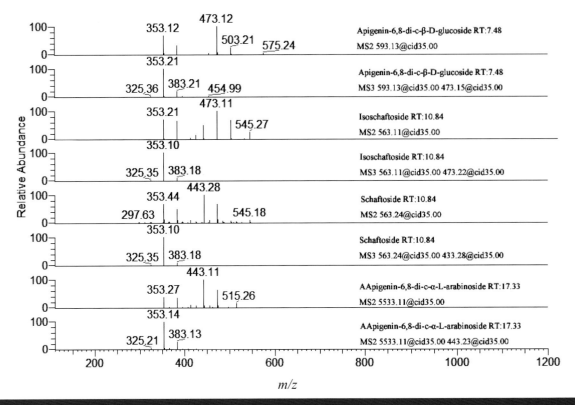

图3-10　新西兰牡荆苷Ⅱ（1）、异夏佛塔苷(3)、夏佛塔苷(4)、芹菜素-6,8-二-C-α-L-吡喃阿拉伯糖苷(5)的 MS² 和 MS³ 质谱图

表3-4　图3-8色谱峰相应的MS 和 MS²离子碎片和可能的化合物

Peak no.	HPLC/ESI/MS fragment ions *(m/z)*	HPLC/ESI/MS² fragment ions *(m/z)*	M (molecular weight)	Compound identity
1	593 [M-H]⁻ / 595 [M+H]⁺	MS²(-):473.12 [M-H-C₄H₈O₄]⁻ 503.21 [M-H-C₃H₆O₃]⁻ MS²(+):577.02 [M+H-H₂O]⁺ 559.05 [M+H-2H₂O]⁺	594	Apigenin-6,8-di-C-β-D-glucoside
2	563 [M-H]⁻ / 565 [M+H]⁺	MS²(-):473.14 [M-H-C₃H₆O₃]⁻ 503.21 [M-H-C₂H₄O₂]⁻ MS²(+):547.16 [M+H-H₂O]⁺	564	Apigenin-6-C-β-D-xyloside-8-C-β-D-glucoside
3	563 [M-H]⁻ / 565 [M+H]⁺	MS²(-): 473.11 [M-H-C₃H₆O₃]⁻ 503.15 [M-H-C₂H₄O₂]⁻ MS²(+):547.16 [M+H-H₂O]⁺ 529.21 [M+H-2H₂O]⁺	564	Isoschaftoside

续表

Peak no.	HPLC/ESI/MS fragment ions (m/z)	HPLC/ESI/MS² fragment ions (m/z)	M (molecular weight)	Compound identity
4	563［M-H］⁻/ 565［M+H］⁺	MS²(-):443.28［M-H-$C_4H_8O_4$］⁻ 473.18［M-H-$C_3H_6O_3$］⁻ MS²(+):547.03［M+H-H_2O］⁺	564	Schaftoside
5	533［M-H］⁻/ 535［M+H］⁺	MS²(-):443.11［M-H-$C_3H_6O_3$］⁻ MS²(+):517.02［M+H-H_2O］⁺	534	Apigenin-6,8-di-C-α-L-arabinoside
6	709［M-H］⁻/ 710［M+H］⁺	MS²(-): 619.09［M-H-$C_3H_6O_3$］⁻ 649.23［M-H-$C_2H_4O_2$］⁻	710	
7	577［M-H］⁻/ 779［M+H］⁺	MS²(-): 457.11［M-H-$C_4H_8O_4$］⁻ MS²(+):560.06［M+H-H_2O］⁺	578	vitexin-2″-O-rhamnoside
8	579［M-H］⁻	MS²(-):417.11［M-H-$C_6H_{16}O_5$］⁻	580	Naringin
9	533［M-H］⁻/ 535［M+H］⁺	MS²(-): 473.12［M-H-$C_2H_4O_2$］⁻ MS²(+):517.02［M+H-H_2O］⁺	534	Apigenin-6-C-α-L-arabinoside-8-C-β-D-xyloside

化合物1出现m/z593［M-H］⁻分子离子峰，其二级和三级裂解中分别有m/z575［M-H-H_2O］⁻、m/z503［M-H-$C_3H_5O_3$］⁻、m/z473［M-H-$C_4H_6O_4$］⁻、m/z353［M-H-$C_4H_6O_4$-$C_4H_6O_4$］⁻、m/z383［M-H-$C_3H_5O_3$-$C_4H_6O_4$］⁻的特征碎片峰；化合物3和4具有相同的准分子离子峰m/z563［M-H］⁻，二级质谱扫描图中都可以看到m/z545［M-H-H_2O］⁻、m/z473［M-H-$C_3H_5O_3$］⁻、m/z503［M-H-$C_2H_4O_2$］⁻、m/z443［M-H-$C_4H_6O_4$］⁻、m/z383［M-H-$C_2H_4O_3$-$C_4H_6O_4$］⁻、m/z353［M-H-$C_3H_5O_3$-$C_4H_6O_4$］⁻的特征碎片峰，根据它们的电喷雾各级质谱信息和裂解规律能够基本推断出它们是哪一类化合物，不过链接的位置有出入而已，主要用其二级扫描图中的最强丰度子离子区别二者，化合物3的二级扫描图中丰度最强的是m/z473［M-H-$C_3H_5O_3$］⁻，而化合物4的二级扫描图中丰度最强的是m/z443［M-H-$C_4H_6O_4$］⁻，随后的三级扫描图是选择二级扫描图中这些最强丰度的子离子进行破碎；化合物5的分子离子峰为m/z533［M-H］⁻，其二级和三级裂解中分别有m/z515［M-H-H_2O］⁻、m/z473［M-H-$C_2H_4O_2$］⁻、m/z443［M-H-$C_3H_5O_3$］⁻，其中m/z443［M-H-$C_3H_5O_3$］⁻为其二级扫描图中最强丰度的子离子。用化合物4进行举例，推测其可能的裂解规律如图3-11所示。

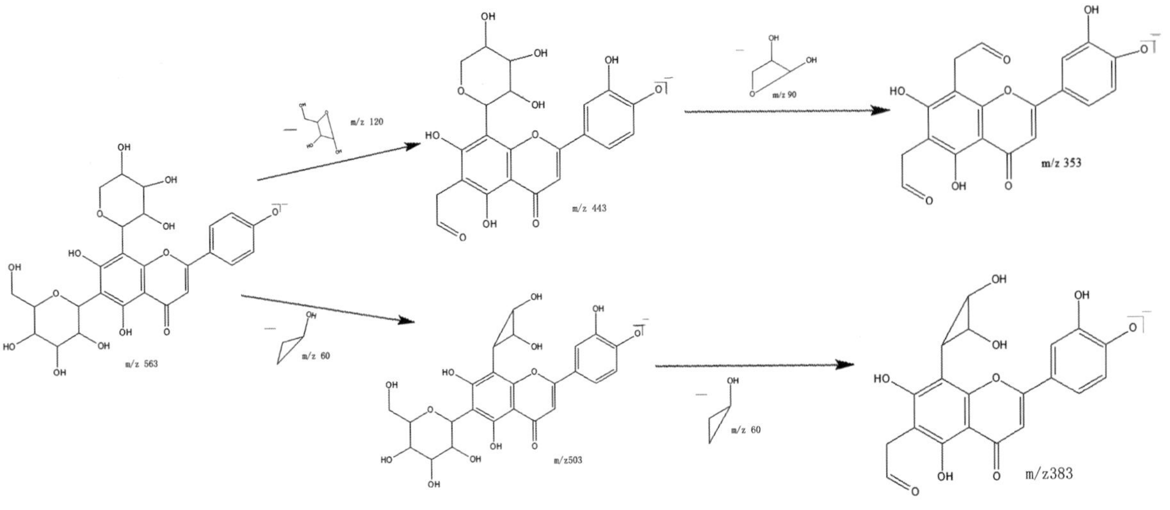

图3-11 夏佛塔苷裂解规律推测

四、总结与讨论

本研究主要是以栽培霍山石斛作为研究对象，建立了霍山石斛的UPLC-UV和UPLC-MS多维特征检测方法，试验前分别考察了流动相的组成及其比例、检测波长、柱温、流速等色谱条件和质谱参数，优化出最佳方法及条件后进行了相应的方法学考察，验证结果表明仪器的精密度、样品的稳定性以及方法的可重复性均符合要求。

同时在特征图谱的基础上对其中色谱峰进行了成分归属，共归属到8个黄酮类成分，其中7个是以芹菜素为母核，它们分别是Apigenin-6,8-di-C-β-D-glucoside、Apigenin-6-C-β-D-xyloside-8-C-β-D-glucoside、Isoschaftoside、Schaftoside、Apigenin-6,8-di-C-α-L-arabinoside、vitexin-2-O-rhamnoside、Apigenin-6-C-α-L-arabinoside-8-C-β-D-xyloside，还有1个是以柚皮素为母核的柚皮苷，并初步探讨了黄酮类化合物的质谱规律，目前还未曾有研究霍山石斛黄酮类成分的电喷雾质谱相关报道，这可以为霍山石斛的药效物质基础提供一定的参考依据。

霍山石斛品质绝佳，市场需求量大，但来源稀少，价格昂贵，导致市场上以假乱真的现象常有发生，常见将铁皮石斛、细茎石斛等形态相似种加工冒充成霍山石斛，严重影响了霍山石斛的可持续发展和广大消费者的利益。目前相关产品的质量控制指标主要是多糖类，但其作为鉴别霍山石斛与同属植物的指标特异性不强，造成霍山石斛的质量评价困难，因此，建立一种可以鉴别霍山石斛与市场常见伪品的方法迫在眉睫。本研究将建立的霍山石斛UPLC特征图谱分析方法应用于比较霍山石斛与细茎石斛的差异，可以为霍山石斛的真伪鉴别提供一定的参考。

第四章 金钗石斛 特征图谱研究

第一节 金钗石斛概论

石斛
Shihu

石斛*Dendrobium nobile* Lindl.（《中国高等植物图鉴》）［金钗石斛（《本草纲目》）、（《中华人民共和国药典》1977、2000、2005、2010、2015版）］。

【原植物】

茎直立，肉质状肥厚，稍扁的圆柱形，长10~60 cm，粗达1.3 cm，上部多少回折状弯曲，基部明显收狭，不分枝，具多节，节有时稍肿大，成长茎或较老茎具多条纵直棱脊；节间多少呈倒圆锥形，长2~4 cm，干后金黄色。叶革质，长圆形，长6~11 cm，宽1~3 cm，先端钝并且不等侧2裂，基部具抱茎的鞘。总状花序从具叶或落了叶的老茎中部以上部分发出，长2~4 cm，具1~4朵花；花序柄长5~15 mm，基部被数枚筒状鞘；花苞片膜质，卵状披针形，长6~13 mm，先端渐尖；花梗和子房淡紫色，长3~6 mm；花大，白色带淡紫色先端，有时全体淡紫红色或除唇盘上具1个紫红色斑块外，其余均为白色；中萼片长圆形，长2.5~3.5 cm，宽1~1.4 cm，先端钝，具5条脉；侧片相似于中萼片，先端尖锐，基部歪斜，具5条脉；萼囊圆锥形，长6 mm；花瓣多少斜宽卵形，长2.5~3.5 cm，宽1.8~2.5 cm，先端钝，基部具短爪，全缘，具3条主脉和许多支脉；唇瓣宽卵形，长 2.5~3.5 cm，宽2.2~3.2 cm，先端钝，基部两侧具紫红色条纹并且收狭为短爪，中部以下

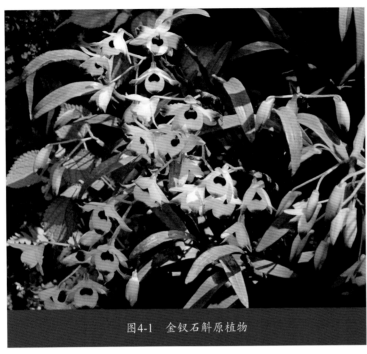

图4-1 金钗石斛原植物

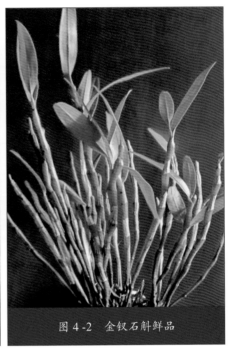

图4-2 金钗石斛鲜品

两侧围抱蕊柱，边缘具短的睫毛，两面密布短绒毛，唇盘中央具1个紫红色大斑块；蕊柱绿色，长5 mm，基部稍扩大，具绿色的蕊柱足；药帽紫红色，圆锥形，密布细乳突，前端边缘具不整齐的尖齿。花期4~5月。（图4-1）

【产地分布】

产台湾，湖北南部，香港，海南，广西西部至东北部，四川南部，贵州西南部至北部，云南东南部至西北部，西藏东南部。另据资料记载我国河南、安徽亦有分布。此外，也分布于印度、尼泊尔、不丹、缅甸、泰国、老挝、越南。

【药材正名】

金钗石斛（《本草纲目》《中华人民共和国药典》）。

【别名及异名】

石斛、金钗、扁金钗、金斗、扁金斗、扁黄草（以上均通称）、金石斛（上海、云南文山）。

【药材性状】

鲜品：根茎基部圆头状，略膨大。茎下部网柱状，往上逐渐变粗，中部起呈压扁状，顶端钝尖；有时全体细长，近圆柱状或不明显的压扁状。色泽因生长年月或新鲜程度而不一，由浅灰绿色、绿色至绿黄色；除下部2~3节光滑外，余具明显棱脊8~10条。叶鞘灰白色，膜质，紧密包茎，干后污褐色，紧密或疏松包茎乃至破碎露现纤维状叶鞘维管束；叶鞘长占节间长的1/2~2/3，鞘口斜上，自节间中部起至接近上一节处。花序梗、气生根或它们的残迹有时可见。质地柔韧，多不易折断，断面纤维状。嗅无、味苦，嚼之无甚黏滑感。（图4-2）

【注述】

（1）石斛一名始载于《神农本草经》，但所指为石斛属何种植物，因记录不详一时难以正确考证。近代我国植物学、药学文献上记载的石斛主指本种而言。据《名医别录》记述，石斛生六安山谷水旁……据现代我国石斛属分布资料来看，本种在上述六安地区没有被发现过。长期来，商品石斛（金钗石斛）主要来自贵州、广西、四川等，历史上也有从越南进口。由此推测，《名医别录》中记载的石斛与《神农本草经》记载的石斛不是同一种类石斛。

（2）植物分类学家对石斛一名究指何种石斛属植物，从国内植物学的中药文献来看，多以石斛为 *Dendrobium nobile* Lindl. 的中文植物名称，但日本、我国台湾以及少量国内文献则以石斛称为 *D. moniliforme*（L.）Sw，的中文植物名称。对于上述不同的处置或意见，笔者未能查获各自命名物种时的原始文献。石斛一名始载于《神农本草经》（公元前4~公元3世纪），迄今有2 300多年的历史，据马继兴《神农本草经辑注》记载"石斛，味甘，平。主伤中、除痹，下气，补五脏虚劳羸瘦，强阴，久服厚肠胃，轻身延年。一名林兰。"

据以上记载，《神农本草经》中没有对石斛作出任何石斛植物或药材的形态、形状描述，因而未能判断所称石斛系石斛属何种石斛；直至1578年明朝的《本草纲目》中，李时珍对石斛有以下几句描述："开红花""短而中实""以蜀中者为佳"，其中以"开红花"这一特征最为重要。可以作为判定石斛药材植物的主要依据。现已知，在我国境内，花被片全部为红色的种类，是热带分布的一些种类，我国台湾省有，在四川及其邻省湖北、贵州等省见有分布报道，因而判断李时珍所提"开红花"者，当指在我国分布较广的，花被片先端的带红色的种类 *D. nobile* Lindl. 而言，有些植物分类学家因而将石斛一名冠以 *D. nobile* Lindl. 的理由。至于20世纪30年代以及后来时至今日，国内众多中药文献均以石斛为 *D. nobile* Lindl. 的原因，同时在20世纪相当长的一段岁月时至今日，市上商品也确实以石斛 *D. nobile* Lindl，为主，并且长期以来作为《中华人民共和国药典》所收载。

（3）《中华人民共和国药典》所收载的石斛条目，在列版药典也不断地修改，有所增减，从1977版至2000版收载了石斛、铁皮石斛、美花石斛、流苏石斛、束花石斛；2005版所收载了石斛、铁皮石斛、流苏石斛；2010、2015版收载了石斛、流苏石斛，增加了鼓槌石斛而将铁皮石斛单列。

笔者关注石斛条目的形成和列版的变化，石斛、鼓槌石斛、流苏石斛、铁皮石斛四者化学成分均完全不同：石斛的化学成分为石斛碱、6-羟基石斛碱、石斛次碱、石斛醚碱、6-羟基石斛醚碱、4-羟基石斛醚碱、石斛酯碱等；流苏石斛的化学成分为对羟基顺式肉桂酸直链烷基酯9个系列化合物、对羟基反式肉桂酸直链烷基酯9个系列化合物；鼓槌石斛的化学成分为鼓槌菲、毛兰菲、鼓槌联苄等；铁皮石斛的化学成分为多糖，即黑节草多糖 I，II 和 III，是一类O-2酰葡萄糖甘露糖、3种多糖相对分子质量分别为1 000 000（I）、500 000（II）和120 000（III）。经考证：石斛从性味上认定为"味苦"，而铁皮石斛"味甘"，在《中华人民共和国药典》中将铁皮石斛单列，但从《中华人民共和国药典》的记述来看，四者均为"味甘"，而且功能主治四种石斛均完全一致，这是值得商榷的，铁皮石斛与其他三种石斛性味功能主治应该均各有所区别。长期来未纠正形成误读。

（4）笔者经过长期观察与考证，认为《神农本草经》中奉为经典记载"石斛，味甘，平。主伤中、除痹，下气，补五脏虚劳羸瘦，强阴，久服厚肠胃，轻身延年。一名林兰。"的内容，所指的是霍山石斛（*Dendrobium huoshanense* C. Z. Tanh et S. J. Cheng）而非石斛（*D.nobile*）。所以在《中华人民共和国药典》中应将石斛（*D.nobile*）单列；性味、功能与主治均另行起草。

第二节　不同产地金钗石斛 HPLC 特征图谱比较研究

金钗石斛 *Dendrobium nobile* Lindl. 为兰科石斛属多年生附生草本植物，具有益胃生津、滋阴清热的功效，是我国传统石斛的主要品种之一。明代李时珍《本草纲目》（1578）记载："其茎状如金钗之股，故古有金钗石斛之称。今蜀人栽之，呼为金钗花。"从此引发了金钗石斛（川石斛）的大规模应用。但据考证：四川较早记载产金钗石斛的是1562年出版的《洪雅县志》"花之类"中记载"有石斛有金钗"；云南较早记载产金钗石斛的是1510年刻本翻刻的《云南志》"土产"："石斛"，且在1949年出版的《新纂云南通志》的花卉类和药材类中均有记载"金钗石斛"；广西较早记载产金钗石斛的是1531年刻本的《广西通志》"药属"中："石斛"，且1892年出版的《镇安府志》记载了"金钗石斛土名黄草近来天宝亦出惜甚少"，而镇安府相当于今广西百色德保县。以上四川、云南、广西的早期记载来看，均早于李时珍《本草纲目》的成书时间，提示是金钗花在西南各省的实际应用，引发了本草学家的注意，从而载入本草书籍。

金钗石斛药材的传统产地主要是在四川、贵州、云南、广西等地。国内已有贵州产金钗石斛生物碱组成的HPLC图谱研究、贵州赤水产金钗石斛中黄酮类和酚类成分HPLC特征指纹图谱研究的相关报道，而其他传统产地如云南、广西、四川产金钗石斛HPLC特征指纹图谱尚未见报道。本课题组前期研究发现受地理因素和生长环境的影响，各产地之间金钗石斛的特征图谱有所差异，难以采用一幅特征图谱评价其质量。因而本实验收集贵州赤水、云南、广西、四川这4个传统产地的金钗石斛，进行HPLC特征图谱研究，同时对不同产地的金钗石斛进行了特征指纹图谱相似度分析，以区分不同产地金钗石斛药材质量的异同，为金钗石斛的鉴别提供新的依据，有助于金钗石斛药材的标准化种植及质量控制。

一、仪器与试药

（一）仪器

LC-高效液相色谱仪（DAD检测器、LC-20AT泵、DGU-12在线脱气机，日本岛津公司），Mettler Toledo AB204-N型精密电子天平（梅特勒—托利多公司），KQ-400KDE型高功率数控超声波清洗器（昆山市超声仪器有限公司），HWS24型电热恒温水浴锅（上海一恒科技有限公司），EYELAN-1100旋转蒸发仪（上海爱明仪器有限公司）。

（二）试药

10批贵州产鲜品金钗石斛均购于贵州赤水（编号为CS1-CS10），9批云南产鲜品金钗石斛购于云南普洱（YN1、YN2）、云南昆明（YN3、YN4）、云南保山（YN5、YN6）、云南怒江

（YN7）、云南德宏（YN8、YN9），广西产鲜品金钗石斛分别购于广西百色（GX1、GX2）、广西河池（GX3），四川产鲜品金钗石斛购于四川合江（SC1），经广州中医药大学魏刚研究员鉴定为金钗石斛*Dendrobium nobile* Lindl.。取收集的鲜品金钗石斛，除去根、叶和泥沙，用开水略烫，除净叶鞘，将其剪碎后，在60℃下烘干备用。乙腈为色谱纯（德国Merk公司）；水为纯净水［华润怡宝食品饮料（深圳）有限公司］；其他试剂为分析纯。

二、方法与结果

（一）色谱条件色谱柱

Zorbax SB C_{18}；流动相：乙腈（A）—0.2%（体积分数，下同）甲酸溶液（B），梯度洗脱：0~40 min为0.5% A→10%A，40~100 min为10% A→16%A，100~140 min为16%A→23%A，140~200 min为23%A→40%A；检测波长为270 nm；柱温为30 ℃；流速为1.0 mL/min。

（二）供试品溶液的制备

精密称定金钗石斛药材粉末0.4 g，加甲醇20 mL，超声处理60 min，取出，放冷，滤过，药渣及滤纸剪碎同置于锥形瓶中，加80%（体积分数，下同）甲醇20 mL，超声处理60 min，取出，放冷，滤过。合并2次滤液，减压蒸干，残渣加甲醇适量使溶解，置2 mL量瓶中，加甲醇至刻度，摇匀，即得金钗石斛供试品溶液。

（三）方法学考察

1.精密度试验　精密吸取同一批贵州赤水产金钗石斛（批号：CS1）供试品溶液 10 μL，按"（一）"项下色谱条件，连续进样6次，记录色谱图。以14号峰为参照峰，其保留时间和峰面积为1，计算出 22个共有色谱峰的相对保留时间及相对峰面积的RSD 值均小于3.0%，表明仪器精密度良好。

2.稳定性试验　精密吸取同一批次贵州赤水产金钗石斛供试品溶液（批号：CS1）10 μL，分别在0，4，8，12，24，36 h进样分析，记录色谱图。以14号峰为参照峰，其保留时间和峰面积为1，计算出22个共有色谱峰的相对保留时间及相对峰面积的RSD值均小于3.0%，表明供试品溶液在36 h内稳定。

3.重复性试验　取同一批（批号：CS1）贵州赤水产金钗石斛样品6份，分别按"（二）"项下方法制备供试品溶液，精密吸取各供试品溶液 10 μL，按"（一）"项下色谱条件进样分析，记录色谱图。以14号峰为参照峰，其保留时间和峰面积为1，计算出22个共有色谱峰的相对保留时间及相对峰面积的RSD 值均小于3.0%，表明方法重复性良好。

（四）不同产地金钗石斛HPLC特征图谱的建立与分析

1.贵州赤水产金钗石斛的特征图谱研究

（1）共有峰的确定按"（一）"项下色谱条件测定10批贵州赤水产金钗石斛供试品溶液，记录色谱图，结果见图4-3。将图谱导入国家药典委员会《中药色谱特征图谱相似度评价系统（2004 版）》，采用均值法生成赤水产金钗石斛对照特征图谱（见图4-4）。贵州赤水产金钗石斛共标示出22个共有峰，以峰14为参照峰，计算各共有峰的相对保留时间（R_{TR}）与相对峰面积（R_A），结果见表4-1。

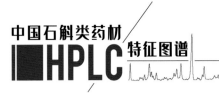
表4-1 贵州赤水产金钗石斛 HPLC 特征图谱共有峰的相对保留时间与相对峰面积

峰号	R_{TR}（均数±标准差）	R_A										（均数±标准差）
		CS1	CS2	CS3	CS4	CS5	CS6	CS7	CS8	CS9	CS10	
1	0.140±0.007 7	0.195	0.212	0.199	0.157	0.204	0.317	0.259	0.248	0.285	0.198	0.227±0.049
2	0.164±0.005 4	0.047	0.048	0.042	0.054	0.044	0.050	0.055	0.043	0.047	0.040	0.047±0.005
3	0.198±0.006 7	0.006	0.011	0.018	0.026	0.029	0.031	0.026	0.022	0.024	0.013	0.021±0.008
4	0.211±0.006 8	0.007	0.009	0.008	0.012	0.014	0.017	0.012	0.010	0.010	0.011	0.011±0.003
5	0.356±0.006 4	0.017	0.015	0.021	0.024	0.021	0.018	0.021	0.013	0.008	0.019	0.018±0.005
6	0.371±0.004 6	0.042	0.019	0.026	0.019	0.024	0.031	0.038	0.020	0.014	0.011	0.024±0.010
7	0.428±0.004 9	0.015	0.013	0.022	0.016	0.015	0.015	0.015	0.014	0.015	0.010	0.015±0.003
8	0.508±0.004 2	0.025	0.015	0.018	0.032	0.035	0.021	0.023	0.026	0.019	0.025	0.024±0.006
9	0.680±0.001 3	0.177	0.023	0.048	0.084	0.091	0.112	0.163	0.012	0.017	0.104	0.083±0.059
10	0.726±0.002 3	0.043	0.019	0.034	0.034	0.029	0.032	0.033	0.029	0.024	0.027	0.030±0.006
11	0.782±0.001 9	0.071	0.041	0.032	0.041	0.042	0.046	0.050	0.028	0.019	0.010	0.038±0.017
12	0.913±0.000 5	0.005	0.015	0.012	0.011	0.018	0.011	0.010	0.058	0.036	0.017	0.020±0.016
13	0.938±0.003 1	0.004	0.016	0.008	0.005	0.012	0.012	0.003	0.004	0.021	0.003	0.009±0.006
14（S）	1.000	1.000	1.000	1.000	1.000	1.000	1.000	1.000	1.000	1.000	1.000	1.000
15	1.066±0.000 5	0.006	0.015	0.012	0.007	0.011	0.008	0.010	0.018	0.017	0.009	0.011±0.004
16	1.113±0.003 8	0.023	0.059	0.038	0.028	0.028	0.028	0.023	0.050	0.054	0.026	0.036±0.014
17	1.266±0.007 9	0.239	0.014	0.038	0.040	0.033	0.071	0.099	0.012	0.012	0.061	0.062±0.068
18	1.279±0.007 3	0.066	0.009	0.046	0.043	0.037	0.033	0.060	0.010	0.007	0.056	0.037±0.022
19	1.439±0.005 9	0.161	0.131	0.200	0.184	0.140	0.125	0.140	0.201	0.135	0.204	0.162±0.032
20	1.451±0.005 9	0.014	0.031	0.042	0.028	0.028	0.016	0.022	0.036	0.035	0.038	0.029±0.009
21	1.795±0.018 6	0.051	0.031	0.075	0.070	0.028	0.016	0.012	0.090	0.048	0.057	0.048±0.026
22	1.935±0.023 0	0.055	0.022	0.059	0.057	0.014	0.023	0.009	0.042	0.037	0.060	0.038±0.020

（2）相似度分析采用国家药典委员会中药色谱指纹图谱相似度评价系统软件（2004A版），以平均数法生成特征图谱共有模式，计算CS1～CS10与共有模式的相似度分别为0.979，0.995，0.996，0.996，0.998，0.995，0.994，0.994，0.994，0.996（表4-2）。

表4-2　贵州赤水产金钗石斛HPLC特征图谱相似度

批次	CS1	CS2	CS3	CS4	CS5	CS6	CS7	CS8	CS9	CS10
相似度	0.979	0.995	0.996	0.996	0.998	0.995	0.994	0.994	0.994	0.996

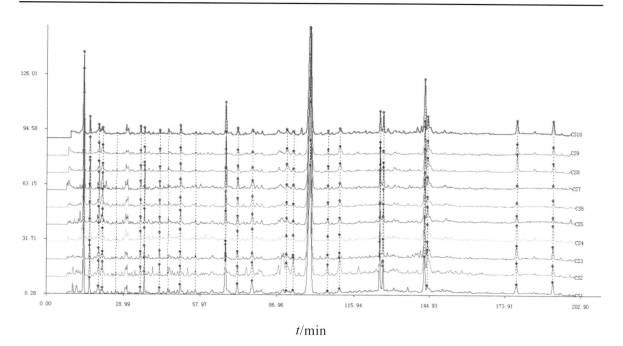

图4-3　10批贵州赤水产金钗石斛HPLC特征图谱叠加图

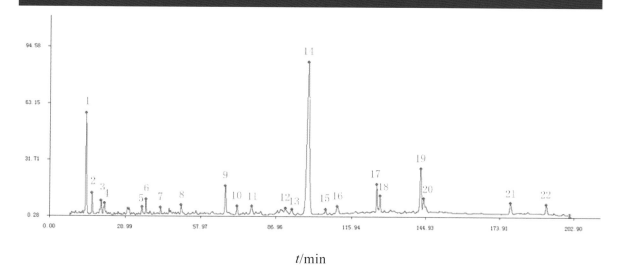

图4-4　10批贵州赤水产金钗石斛HPLC特征图谱的共有模式

2.云南产金钗石斛的特征图谱研究

（1）共有峰的确定按"（一）"项下色谱条件测定9批云南产金钗石斛供试品溶液，记录色谱图，结果见图4-5。将图谱导入国家药典委员会《中药色谱特征图谱相似度评价系统软件（2004版）》，采用均值法生成云南产金钗石斛对照特征图谱，见图4-6。云南产金钗石斛共标示出27个共有峰，以峰14为参照峰，计算各共有峰的相对保留时间（R_{TA}）与相对峰面积（R_A），结果见（表4-3）。

表4-3　云南产金钗石斛HPLC特征图谱分析

峰号	R_{TR}（均数±标准差）	R_A									
		YN1	YN2	YN3	YN4	YN5	YN6	YN7	YN8	YN9	（均数±标准差）
1	0.151±0.015 3	0.779	0.655	0.247	0.351	0.231	0.578	1.098	0.423	0.446	0.534±0.279
2	0.171±0.014 7	0.044	0.156	0.038	0.054	0.030	0.099	0.363	0.083	0.006	0.097±0.109
3	0.202±0.012 6	0.061	0.031	0.011	0.052	0.016	0.029	0.025	0.005	0.081	0.035±0.025
4	0.208±0.012 3	0.100	0.072	0.047	0.068	0.046	0.061	0.098	0.057	0.071	0.069±0.020
5	0.219±0.010 5	0.129	0.083	0.055	0.073	0.037	0.099	0.118	0.056	0.124	0.086±0.034
6	0.363±0.006 5	0.100	0.045	0.064	0.058	0.065	0.048	0.079	0.026	0.135	0.069±0.032
7	0.378±0.006 8	0.052	0.040	0.029	0.040	0.016	0.040	0.126	0.005	0.037	0.043±0.034
8	0.433±0.001 5	0.063	0.038	0.025	0.031	0.014	0.025	0.080	0.007	0.021	0.034±0.023
9	0.684±0.001 3	0.377	0.407	0.264	0.437	0.212	0.581	0.228	0.157	0.251	0.324±0.136
10	0.730±0.000 8	0.395	0.142	0.149	0.177	0.077	0.322	0.155	0.038	0.207	0.185±0.112
11	0.753±0.001 1	0.187	0.103	0.041	0.167	0.046	0.032	0.078	0.025	0.054	0.081±0.059
12	0.786±0.000 8	0.164	0.097	0.055	0.181	0.091	0.054	0.057	0.015	0.039	0.084±0.056
13	0.969±0.000 2	0.351	0.409	0.382	0.464	0.367	0.418	0.361	0.448	0.340	0.393±0.044
14（S）	1.000	1.000	1.000	1.000	1.000	1.000	1.000	1.000	1.000	1.000	1.000
15	1.044±0.000 7	0.405	0.257	0.144	0.380	0.271	0.062	0.339	0.197	0.225	0.253±0.111
16	1.280±0.003 0	0.168	0.338	0.265	0.287	0.184	0.265	0.419	0.168	0.233	0.259±0.083
17	1.293±0.002 9	0.486	0.517	0.271	0.476	0.286	0.912	0.405	0.146	0.380	0.431±0.216
18	1.310±0.003 0	0.518	0.268	0.108	0.326	0.167	0.099	0.205	0.086	0.145	0.214±0.140
19	1.407±0.004 5	0.082	0.172	0.053	0.095	0.055	0.016	0.288	0.051	0.138	0.106±0.083
20	1.419±0.003 8	0.114	0.332	0.249	0.228	0.275	0.233	0.476	0.208	0.248	0.263±0.099

续表

峰号	R_tR（均数±标准差）	R_A									（均数±标准差）
		YN1	YN2	YN3	YN4	YN5	YN6	YN7	YN8	YN9	
21	1.427±0.004 0	0.213	0.109	0.037	0.102	0.049	0.014	0.075	0.026	0.074	0.078±0.060
22	1.436±0.003 8	0.381	0.452	0.334	0.414	0.376	0.815	0.327	0.263	0.458	0.425±0.159
23	1.450±0.004 4	0.142	0.215	0.120	0.091	0.083	0.044	0.204	0.040	0.134	0.119±0.062
24	1.466±0.004 0	0.146	0.203	0.159	0.170	0.124	0.239	0.229	0.061	0.134	0.163±0.056
25	1.475±0.004 3	0.126	0.114	0.037	0.057	0.026	0.018	0.114	0.015	0.061	0.063±0.044
26	1.821±0.004 2	0.542	0.551	0.473	0.706	0.254	0.995	0.623	0.058	0.777	0.553±0.277
27	1.966±0.005 8	0.025	0.216	0.128	0.121	0.042	0.012	0.247	0.021	0.263	0.120±0.102

（2）相似度分析采用国家药典委员会中药色谱指纹图谱相似度评价系统软件（2004A版），以平均数法生成特征图谱共有模式，计算YN1-YN9与共有模式的相似度分别为0.932，0.979，0.980，0.973，0.968，0.926，0.914，0.902，0.958（表4-4）。

表4-4　云南产金钗石斛HPLC特征图谱相似度

批次	YN1	YN2	YN3	YN4	YN5	YN6	YN7	YN8	YN9
相似度	0.932	0.979	0.980	0.973	0.968	0.926	0.914	0.902	0.958

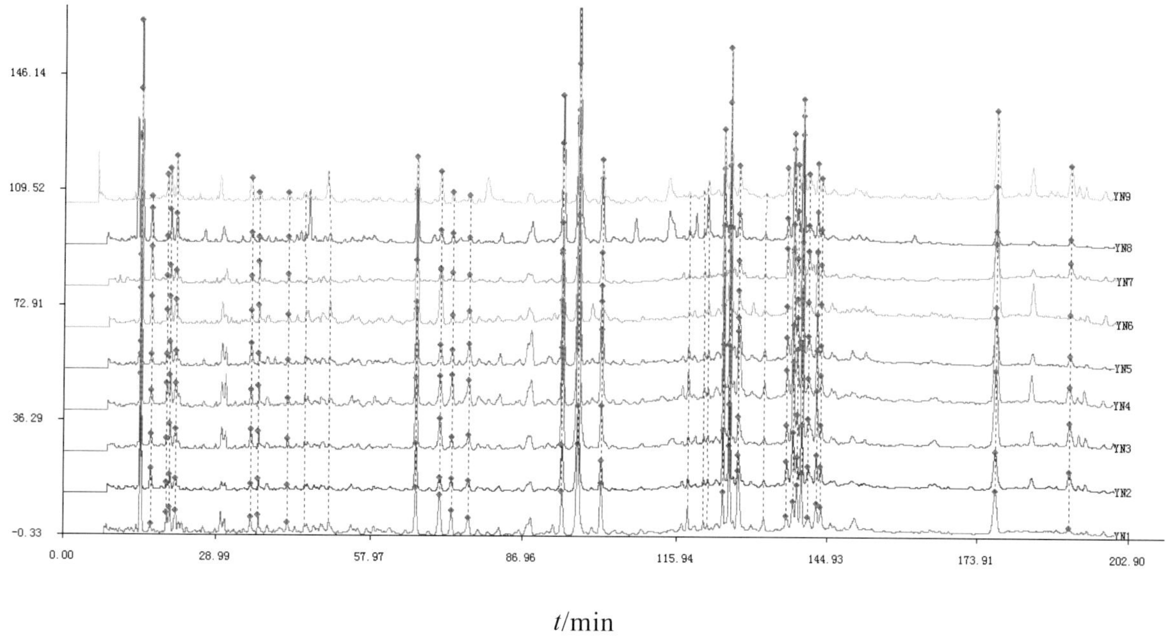

图4-5　9批云南产金钗石斛石斛HPLC特征图谱叠加图

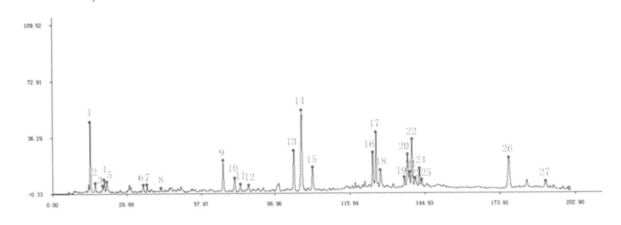

图4-6   9批云南产金钗石斛石斛HPLC特征图谱的共有模式

3.贵州赤水产金钗石斛与云南产金钗石斛HPLC特征图谱共有模式的比较

通过比较贵州赤水、云南所产金钗石斛HPLC特征图谱的共有模式图（如图4-7），标示出云南产金钗石斛特征共有峰中的 1，2，4，5，6，7，8，9，10，12，14，17，18，24，25，26，27号峰（共 17 个）是这 2 个产地所产金钗石斛 HPLC 特征图谱共有模式中共有的特征峰。通过计算可知，贵州赤水、云南产金钗石斛HPLC特征图谱共有模式中共有特征峰的峰面积所占比例分别为94.96%、66.30%，即赤水金钗石斛大部分共有峰在云南产共有模式中均可找到。采用国家药典委员会中药色谱指纹图谱相似度评价系统软件（2004A版），以平均数法计算各样品相似度，结果得云南产金钗石斛HPLC特征图谱共有模式的相似度为0.972，贵州赤水金钗石斛HPLC特征图谱共有模式的相似度为0.889，这2个产地所产金钗石斛HPLC特征图谱的共有模式的相

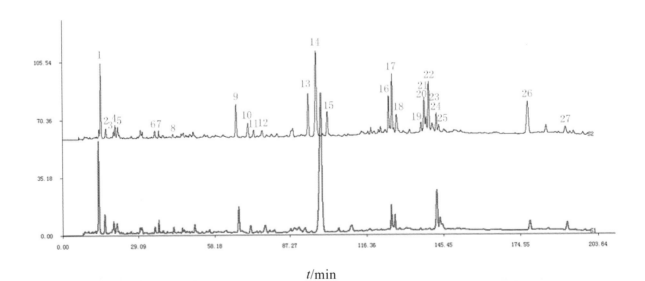

图4-7   贵州赤水（S1）、云南（S2）产金钗石斛 HPLC 特征图谱共有模式叠加图

似度为0.757，可知贵州赤水与云南所产的金钗石斛HPLC特征图谱既具有"共性"又具有"个性"，所含成分有许多相同之处但也存在着一定差异。

4.贵州赤水、云南、广西、四川合江产金钗石斛HPLC特征图谱比较

通过图谱的比较（如图4-8），可知广西所产金钗石斛指纹图谱有两种，一种与贵州赤水所产相近，还有一种与云南所产相近，四川合江所产金钗石斛指纹图谱与贵州赤水所产相近。

S1'为广西百色样品（GX1）；S2'为广西河池样品（GX3）；S3'为四川合江样品（SC1）；S4'为10批贵州赤水产金钗石斛生成的共有模式；S5'为广西百色样品（GX2）；S6'为9批云南产金钗石斛的共有模式。

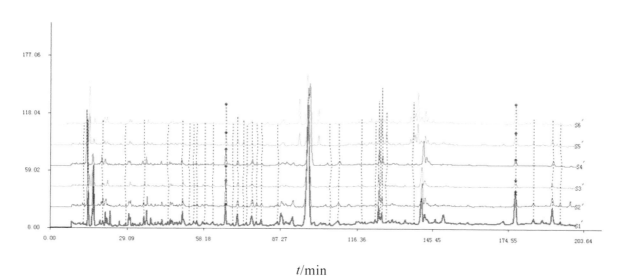

t/min

图4-8 贵州赤水、云南、广西、四川产金钗石斛的HPLC特征图谱叠加图

三、讨论

试验考察了不同提取溶剂如甲醇、80%甲醇、乙酸乙酯和三氯甲烷，比较了超声提取、加热回流、冷浸等不同提取方法。结果表明，以甲醇提取后再用80%甲醇超声提取 60 min 的方法较优。流动相尝试了乙腈—水，乙腈—0.2%甲酸、乙腈—0.2%醋酸等色谱系统，结果以乙腈—0.2%甲酸为流动相时得到的色谱峰峰形好且稳定。同时进行了DAD全波长扫描，考察不同吸收波长图谱，重点考察了250，270，300，335 nm处的图谱特征。结果表明270 nm处各成分具有较好的紫外吸收、色谱信息最为丰富、各色谱峰分离较好，基线平稳，故选择 270 nm 作为检测波长。

从10批贵州赤水、9批云南产金钗石斛药材HPLC图谱相似度结果可以看出，其相似度均较高，分别为0.979~0.998，0.902~0.980，但同一产地不同批次的金钗石斛各峰相对峰面积有一定的差异，说明同一产地的药材主要成分群基本类似，但其含量却不尽相同，这可能与其生长年限有关。10批贵州赤水所产金钗石斛共标示出22个特征共有峰，云南产金钗石斛共标示出27个特征共有峰，由此可知，云南所产金钗石斛药材的色谱信息更为丰富，其所含化学组成更为复

杂。且通过分析贵州、云南产金钗石斛特征图谱中主要特征峰的紫外光谱可知，贵州、云南产的金钗石斛都含有黄酮类化学成分，但由于暂不知其特征峰所对应的具体成分是什么，因此未做特征峰的指认。

综合贵州赤水、云南、广西、四川合江不同产地的金钗石斛药材的特征指纹图谱信息可以看出：金钗石斛HPLC特征图谱大致分为2类，一类是以贵州赤水所产为代表的HPLC特征图谱，另一类是以云南所产为代表的HPLC特征图谱，四川合江所产的金钗石斛HPLC特征图谱与贵州赤水相近，而广西所产金钗石斛HPLC特征图谱两类都有。

本研究建立的特征指纹图谱可快速鉴别区分不同产地的金钗石斛药材，通过特征指纹图谱整体图形、共有特征峰、相对保留时间等参数可对药材进行鉴定，通过各共有峰相对峰面积可对药材的内在质量进行评价，有利于全面控制药材品质，为进一步探讨中药金钗石斛的物质基础及作用机制提供依据。本次试验广西、四川所产金钗石斛样本量较少，为了进一步证实不同产地金钗石斛药材之间的质量相关性，后续研究将采集更多的广西、四川产金钗石斛药材样本进行系统研究。

第五章

齿瓣石斛
特征图谱研究

第一节 齿瓣石斛概论

齿瓣石斛
Chibanshihu

齿瓣石斛 *Dendrobium devonianum* Paxt紫皮兰（云南）、［"铁皮石斛"（药农误称）、"紫皮石斛"或"紫皮"（浙江药农）］。

【原植物】

茎直立或下垂，稍肉质，细圆柱形，长50~70（~100）cm，粗3~5 mm，不分枝，具多数节，节间长2.5~4 cm，干后常淡褐色带污黑。叶纸质，二列互生于整个茎上，狭卵状披针形，长8~13 cm，宽1.2~2.5 cm，先端长渐尖，基部具抱茎的鞘；叶鞘常具紫红色斑点，干后纸质。总状花序常数个，出自于落了叶的老茎上，每个具1~2朵花；花序柄绿色，长约4 mm，基部具2~3枚干膜质的鞘；花苞片膜质，卵形，长约4 mm，先端近锐尖；花梗和子房绿色带褐色，长2~2.5 cm；花质地薄，开展，具香气；中萼片白色，上部具紫红色晕，卵状披针形，长约2.5 cm，宽9 mm，先端急尖，具5条紫色的脉；侧萼片与中萼片同色，相似而等大，但基部稍歪斜；萼囊近球形，长约4 mm；花瓣与萼片同色，卵形，长2.6 cm，宽1.3 cm，先端近急尖，基部收狭为短爪，边缘具短流苏，具3条脉，其两侧的脉多分枝；唇瓣白色，前部紫红色，中部以下两侧具紫红色条纹，近圆形，长3 cm，基部收狭为短爪，边缘具复式流苏，上面密布短毛；唇盘两侧各

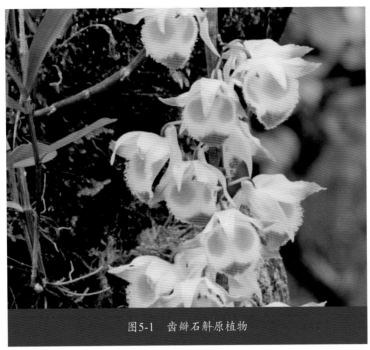

图5-1 齿瓣石斛原植物

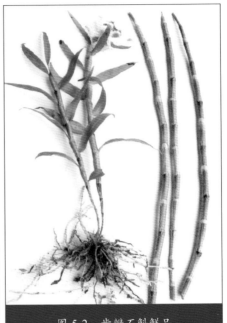

图 5-2 齿瓣石斛鲜品

具1个黄色斑块；蕊柱白色，长约3 mm，前面两侧具紫红色条纹；药帽白色，近圆锥形，顶端稍凹，密布细乳突，前端边缘具不整齐的齿。花期4~5月。（图5-1）

【产地分布】

产于广西西北部，贵州西南部，云南东南部至西部，西藏东南部。生于海拔1 850 m的山地密林中树干上。也分布于不丹、印度东北部、缅甸、泰国、越南。

【药材性状】

鲜品：细圆柱形，稍肉质，黄绿色，长5~70（~100）cm，直径0.3~1 cm，不分枝，节间长1~5 cm，叶纸质二列互生，基部具抱茎的鞘，叶鞘具紫红色斑点，稍干后为纸质，茎易折断，味微甜，嚼之有浓厚黏滞感。（图5-2）

【注述】

（1）齿瓣石斛过去未见有供药用的记载。

（2）齿瓣石斛在20世纪80年代末或90年代初出现在上海药市，作鲜石斛应用，因其茎常呈紫色，故药农称之为紫皮石斛、紫皮兰。

（3）齿瓣石斛目前产量较多，故大量用于生产加工枫斗，药农认为其质量不亚于铁皮石斛。该植物富含黏液，称之为紫皮斗，与以铁皮石斛生产的枫斗难分上下。因而有人将之混充铁皮石斛枫斗。用紫皮石斛短茎（幼嫩茎）加工生产的枫斗，称为"紫皮芽"，价格不菲。本种植物可以作为石斛新资源。

（4）齿瓣石斛在云南已广为栽种。又据资料记载：齿瓣石斛于19世纪40年代由印度传到欧洲作为观赏植物栽培，为石斛兰的一种；它又是很好的亲本植物，曾用于培养石斛兰的杂交品种之一。

第二节 齿瓣石斛 HPLC 特征图谱研究

石斛属（*Dendrobium*）是兰科中的第二大属，我国有76种（74个种，2个变种），主要分布于华南及西南地区，有近40种可作药用。石斛为名贵中药材，历史悠久，药用始载于《神农本草经》，列为上品，具有益胃生津，滋阴清热的功效，主治热病伤津，胃痛干呕，肺燥干咳，腰膝软弱等症。现代药理实验证明，它们具有抗肿瘤、免疫调节、抗氧化、抗血小板聚集、扩张血管、降低血糖等多种活性。

齿瓣石斛（*Dendrobium devonianum* Paxt.）为近年开发应用的药用石斛佳品，俗称紫皮石斛、紫皮兰、小黄草等，主要分布于我国云南、广西、贵州等地，缅甸、越南、老挝、泰国也有较多分布。齿瓣石斛主要用其当年生的幼嫩茎加工生产紫皮枫斗、紫皮芽。由于铁皮石斛资源的枯竭，齿瓣石斛作为铁皮石斛的替代资源开始在市场上大量流通，《云南中药资源目录》和《云南中药志》均有收载，在云南、广西、贵州等地，齿瓣石斛亦作石斛用，在云南已形成较大的种植规模。由齿瓣石斛加工成的紫皮枫斗、紫皮芽的产量远远超过铁皮枫斗，已成为品质佳的石斛主流产品。鉴于齿瓣石斛的优良品质和经济价值，曾有学者建议将齿瓣石斛收入中华人民共和国药典。目前，齿瓣石斛已收入浙江省中药炮制规范。

《中华人民共和国药典》2005年版对药用石斛的来源进行了修改，除了金钗石斛、铁皮石斛和马鞭石斛外，上述3种的"近似种"的新鲜或干燥茎也被列入《中华人民共和国药典》，扩大了药用石斛的范围。《中华人民共和国药典》2010年版将铁皮石斛从石斛中分列出来，对石斛的来源进行了修改，除了金钗石斛、鼓槌石斛和流苏石斛外，与上述3种的"近似种"的新鲜或干燥茎被列入《中华人民共和国药典》。现行《中华人民共和国药典》及省级标准暂未能对齿瓣石斛进行有效的质量控制，近年有关齿瓣石斛的质量方面的报道较少。在含量测定方面主要为多糖的测定，研究表明齿瓣石斛的多糖含量与铁皮石斛差异不大；齿瓣石斛与铁皮石斛的枫斗性状与显微特征虽有一定的区别，但依靠经典的鉴别方法仍难以准确地进行种间鉴别，因此，加工成的枫斗质量很难得到保证。采用rDNA ITS序列数据库可完成铁皮石斛、齿瓣石斛、兜唇石斛等多种鲜品（无花、无叶状态下）的鉴别，采用PCR技术能鉴别紫皮枫斗，但因大多数药品检验部门尚不具备DNA、PCR测序条件，故后者的实用性受到很大限制。指纹图谱在药材质量控制上具备优势，有学者对齿瓣石斛的脂溶性成分进行了GC-MS分析。鉴于目前齿瓣石斛的中药成分的复杂，有必要深入探讨齿瓣石斛的内在质量。因此，本研究采用HPLC特征图谱分析技术，建立齿瓣石斛的特征图谱，并对齿瓣石斛与齿瓣石斛鲜品进行比较，为齿瓣石斛质量控制提供一定的依据。

一、仪器与试药

高效液相色谱仪（Agilent，HP 1200），二极管阵列检测器（Agilent）。10批齿瓣石斛（编号S1～S10）为市售品，2批齿瓣石斛鲜品（编号S11、S12）由云南昆明植物所提供，经广州中医药大学第一附属医院黄月纯主任中药师鉴定为正品齿瓣石斛*Dendrobium devonianum* Paxt.的干燥或新鲜茎。乙腈为色谱纯，其他试剂为分析纯，水为纯化水。

二、方法与结果

（一）色谱条件

色谱柱为Zorbax SB-Aq柱（250 mm×4.6mm，5μm）；流动相为乙腈（A）—0.2%甲酸水溶液（B），梯度洗脱（0~20 min,0.5% A→5% A；20~80 min，5% A→15% A；80~150 min,15% A→40%A；150~155 min，40%A→45%A）；流速：1.0 mL/min；检测波长为270 nm、340 nm；柱温：35℃。

（二）供试品溶液的制备

取齿瓣石斛粉末2 g，精密称定，加入80%甲醇25 mL，超声（240 W，53 kHz）处理40 min，取出，放冷，滤过，药渣及滤纸剪碎同置于烧瓶中，加入80%甲醇25 mL，超声（240 W，53 kHz）处理40 min，取出，冷却至室温，滤过，合并2次滤液，减压蒸干，残渣用石油醚（60~90 ℃）浸泡2次，每次5 mL（浸泡约2 min），倾去石油醚液，残渣加80%甲醇适量使溶解，置2 mL量瓶中，加80%甲醇至刻度，摇匀，即得齿瓣石斛供试品溶液。另精密称取齿瓣石斛鲜品粉末4 g，加适量硅藻土使分散，同法制成鲜品供试品溶液。

（三）方法学考察

1.精密度试验　取齿瓣石斛供试品溶液10 μL，连续进样6次。结果34个共有峰的相对保留时间与相对峰面积的RSD值均小于3.0%，表明精密度良好。

2.稳定性试验　取齿瓣石斛供试品溶液10 μL，分别在0，2.5，5，10，12.5，30 h进样。结果34个共有峰的相对保留时间与相对峰面积的RSD值均小于3.0%，表明30 h内供试品溶液稳定性较好。

3.重复性试验　取同一批齿瓣石斛样品6份，分别制备供试品溶液，进样分析。结果34个共有峰的相对保留时间与相对峰面积的RSD值均小于3.0%，表明重复性良好。

（四）样品检测

精密吸收供试品溶液10 μL，依法进样分析。

（五）特征图谱的建立与分析

1.共有峰的确定　通过10批样品分析，在270 nm检测波长条件下，齿瓣石斛标示出34个特征共有峰，以峰21为参照峰（S）分别计算各特征共有峰的相对保留时间与相对峰面积，结果见表5-1；在340 nm检测波长条件下，能专属性地检出10个黄酮类特征共有峰，峰号（相对峰面积）分别为峰18（0.787±0.202）、峰19（1.139±0.419）、峰20（0.836±0.127）、峰21（1.000）、峰22（1.120±0.422）、峰23（1.286±0.650）、峰24（2.513±1.269）、峰25（0.799±0.679）、峰29（0.771±0.659）、峰30（0.550±0.445），与在270 nm检测波长条件下的结果基本一致。通过对2批齿瓣石斛鲜品样品初步分析，齿瓣石斛鲜品检出与齿瓣石斛基本一致的特征共有峰（见表5-1）。

表5-1　齿瓣石斛HPLC特征图谱分析（270 nm）

峰号	齿瓣石斛R_{TR}（均数±标准差）	10批齿瓣石斛R_A										（均数±标准差）	2批鲜齿瓣石斛R_A	
		S1	S2	S3	S4	S5	S6	S7	S8	S9	S10		S11	S12
1	0.102±0.005	1.164	0.714	0.338	1.037	0.729	0.438	0.702	0.363	0.490	0.202	0.618±0.311	4.373	3.001
2	0.132±0.005	9.438	6.46	3.637	5.416	3.704	3.372	5.847	5.716	4.206	5.604	5.340±1.803	1.099	0.924
3	0.196±0.007	1.834	1.658	0.457	1.308	0.345	0.746	1.648	1.896	0.904	0.811	1.161±0.579	0.677	0.700
4	0.206±0.008	7.106	4.512	2.533	2.754	2.459	2.415	4.456	5.356	2.805	2.884	3.728±1.580	1.771	4.500
5	0.223±0.009	4.404	2.374	2.254	2.117	2.478	2.031	3.582	2.634	2.453	2.003	2.633±0.770	5.301	2.214
6	0.246±0.010	0.659	0.429	0.428	0.493	0.295	0.230	0.337	0.468	0.327	0.385	0.405±0.121	0.187	0.357
7	0.261±0.011	9.670	5.673	4.023	4.651	4.517	3.316	5.538	6.259	3.758	4.292	5.170±1.827	5.195	5.297
8	0.283±0.011	5.529	3.094	2.026	1.894	2.405	1.821	2.316	2.069	1.691	1.866	2.471±1.148	3.344	3.077
9	0.331±0.012	0.949	0.746	0.402	0.287	0.476	0.533	0.442	0.793	0.280	0.456	0.536±0.222	0.442	0.361
10	0.347±0.010	0.910	1.094	1.458	1.670	0.470	0.376	0.627	1.932	1.313	0.888	1.074±0.518	0.233	0.209
11	0.396±0.009	2.140	1.478	0.709	1.033	1.001	1.068	1.669	2.606	1.120	0.752	1.358±0.619	0.744	0.600
12	0.459±0.022	0.320	1.077	0.083	0.279	0.22	0.186	0.386	0.321	0.537	0.099	0.351±0.289	0.359	0.195
13	0.519±0.019	0.707	0.421	0.529	0.271	0.232	0.150	0.516	0.712	0.261	0.579	0.438±0.202	1.100	0.999
14	0.593±0.022	0.639	0.323	0.234	0.305	0.292	0.392	0.651	0.651	0.441	0.391	0.432±0.160	0.147	0.384
15	0.667±0.018	0.865	0.601	0.378	0.224	0.289	0.305	0.733	0.574	0.713	0.163	0.484±0.243	0.457	0.413
16	0.705±0.019	0.278	0.932	0.762	0.456	0.757	0.861	0.121	0.977	1.500	0.119	0.676±0.436	0.694	0.73
17	0.721±0.017	2.861	1.095	0.527	1.049	1.068	0.498	2.883	2.008	1.426	0.976	1.439±0.868	0.212	0.222
18	0.856±0.019	1.090	0.744	0.552	1.045	1.074	0.601	0.729	0.840	0.777	0.913	0.837±0.191	0.718	0.963
19	0.957±0.005	1.243	0.630	0.546	1.304	1.791	1.015	1.410	1.507	0.957	1.623	1.202±0.412	1.516	1.437
20	0.982±0.003	1.468	0.799	0.821	0.827	1.117	0.580	0.636	0.639	1.290	0.730	0.891±0.300	0.628	0.869

峰号	齿瓣石斛R_{TR}（均数±标准差）	S1	S2	S3	S4	S5	S6	S7	S8	S9	S10	10批齿瓣石斛R_A（均数±标准差）	S11	S12
21（S）	1.000	1.000	1.000	1.000	1.000	1.000	1.000	1.000	1.000	1.000	1.000	1.000	1.000	1.000
22	1.084±0.014	0.741	0.595	0.424	1.097	1.209	1.107	1.29	1.328	0.723	1.226	0.974±0.323	1.212	1.168
23	1.12±0.015	2.795	0.917	0.906	0.683	0.404	1.452	1.538	0.949	2.494	0.695	1.284±0.797	0.579	0.300
24	1.133±0.016	5.905	2.673	1.886	1.395	1.396	1.873	3.266	2.268	3.115	1.018	2.479±1.416	2.428	0.608
25	1.149±0.015	2.644	1.379	0.438	0.062	0.385	0.786	0.791	0.398	0.691	0.098	0.767±0.763	0.185	0.171
26	1.252±0.018	2.007	0.352	0.731	0.387	0.679	0.307	0.848	1.356	0.937	0.413	0.802±0.534	0.225	0.158
27	1.276±0.018	1.107	0.651	0.987	0.144	0.326	0.198	0.189	0.125	0.640	0.323	0.469±0.358	0.443	0.249
28	1.290±0.015	1.651	0.839	0.448	0.245	0.184	0.348	0.694	0.221	0.691	0.279	0.560±0.447	0.173	0.338
29	1.363±0.018	0.962	0.515	0.677	0.388	0.324	0.455	1.127	0.695	0.287	0.189	0.562±0.303	0.095	0.345
30	1.377±0.018	2.239	0.312	0.258	0.494	0.197	0.090	0.669	0.872	2.249	0.383	0.777±0.806	0.555	0.205
31	1.699±0.038	0.764	0.444	0.333	0.268	0.327	1.223	0.613	0.159	0.454	0.185	0.477±0.322	0.363	0.281
32	1.730±0.038	0.469	0.093	0.120	0.068	0.343	0.209	0.889	0.046	0.503	0.011	0.275±0.279	0.117	0.212
33	1.755±0.037	0.777	0.338	0.196	0.046	0.521	1.151	0.577	0.116	1.049	0.027	0.480±0.408	0.111	0.448
34	1.767±0.036	0.420	0.308	0.499	0.092	0.463	0.810	0.699	0.313	0.720	0.082	0.441±0.252	0.238	0.128

（表头说明：齿瓣石斛R_{TR}；10批齿瓣石斛R_A（S1～S10）；2批鲜齿瓣石斛R_A（S11、S12））

2.相似度分析　采用国家药典委员会中药色谱指纹图谱相似度评价系统软件（2004A版），以均值法进行分析，分别生成10批齿瓣石斛在270 nm及340 nm波长条件下的特征图谱共有模式，以各自的共有模式为对照分别计算10批齿瓣石斛及2批鲜品的相似度，结果见表5-2。采用相似度评价系统软件处理，获得在270 nm及340 nm波长条件下的10批样品HPLC特征图谱匹配重叠图及共有模式图谱分别见图5-3A、B及图5-4A、B；鲜齿瓣石斛具有与齿瓣石斛类似的HPLC特征图谱（见图5-5）。本实验在分析其他相似度明显比正品齿瓣石斛低的样品中发现，这些样品除具有齿瓣石斛基本一致的特征峰外，尚含其他较典型的特征峰，通过采用相同的色谱条件对兜唇石斛特征图谱进行分析，可判断这些样品为掺假兜唇石斛的齿瓣石斛，含兜唇石斛特征峰（见图5-6中标示的sc-1、sc-2、sc-3、sc-4、sc-5）。

表5-2　齿瓣石斛HPLC特征图谱相似度

检测波长	相似度											2批鲜齿瓣石斛
	10批齿瓣石斛											
	S1	S2	S3	S4	S5	S6	S7	S8	S9	S10	S11	S12
270 nm	0.964	0.968	0.964	0.965	0.955	0.952	0.968	0.94	0.919	0.965	0.906	0.904
340 nm	0.882	0.935	0.965	0.955	0.909	0.980	0.981	0.975	0.922	0.904	0.943	0.828

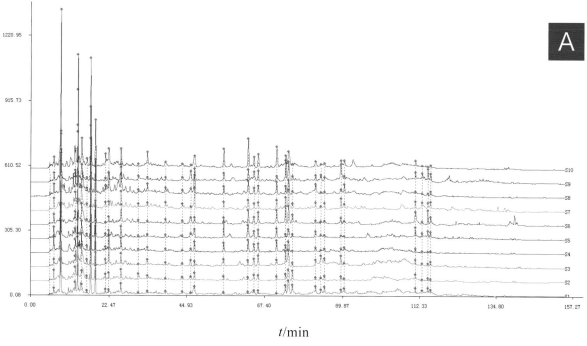

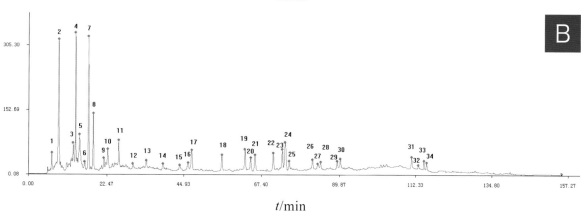

图5-3　10批齿瓣石斛在270 nm波长条件下HPLC特征图谱重叠图（A）及特征图谱共有模式（B）

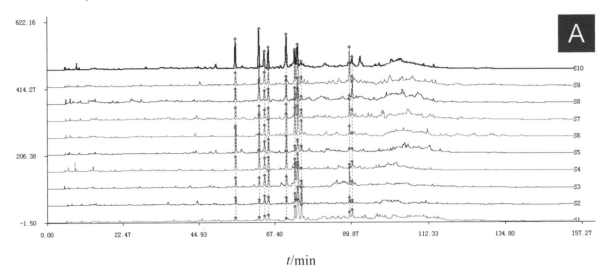

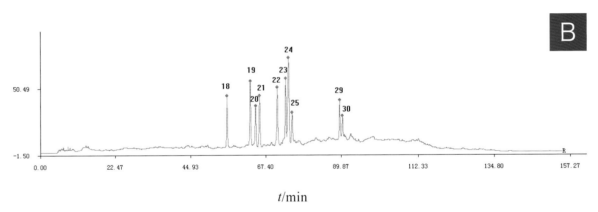

图5-4 10批齿瓣石斛黄酮类成分在340 nm波长条件下HPLC特征图谱重叠图（A）及特征图谱共有模式（B）

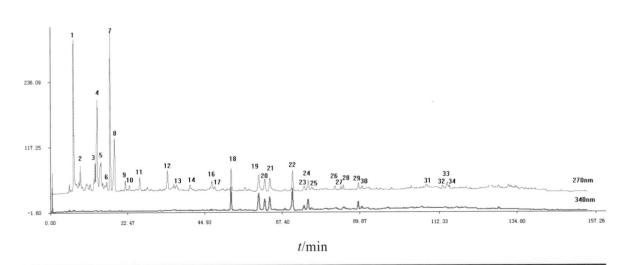

图5-5 齿瓣石斛鲜品HPLC特征图谱

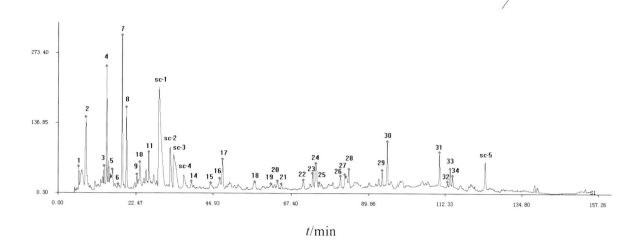

图5-6　掺假兜唇石斛的齿瓣石斛 HPLC 特征图谱（270 nm）

三、讨论

本研究筛选了较适宜的色谱柱，Zorbax SB Aq柱分离效果较好。乙腈—酸水梯度洗脱系统作为流动相较好，经试验确定采用0.2%甲酸。大部分特征峰在270 nm附近有较大吸收，其中黄酮类特征峰分别在220 nm、270 nm、340 nm附近有3个波段的最大吸收，选择340 nm为检测波长，其他类型成分特征峰吸收明显较少或基本无吸收，可专属性地检出黄酮类特征峰，因此，分别采用270 nm及340 nm为检测波长进行分析。供试品溶液的制备方法及生药质量浓度是影响特征峰检出的主要因素之一，提取溶剂比较了甲醇、80%甲醇及60%甲醇，结果含水甲醇提取效果优于甲醇，但60%甲醇提取的糖类成分过多，提取液浓缩后黏度大，不利于后续溶解处理，因此采用80%甲醇为溶媒，超声处理2次基本提取完全。通过比较分析1.0~2.0 g/mL等不同生药质量浓度的齿瓣石斛供试品溶液，结果齿瓣石斛生药质量浓度在1.0~2.0 g/mL范围内均能较好地检出特征图谱，而齿瓣石斛鲜品生药质量浓度在2.0~4.0 g/mL范围内较适宜。

270 nm为检测波长，齿瓣石斛标示出34个特征共有峰，10批样品相似度为0.919~0.968；340 nm为检测波长，检出10个黄酮类特征共有峰，10批样品相似度为0.882~0.981，黄酮类特征共有峰相似度相对偏低。鲜齿瓣石斛具有与齿瓣石斛基本一致的特征共有峰，相似度大于0.9（270 nm）。本研究表明齿瓣石斛的HPLC特征图谱较稳定，为齿瓣石斛的质量控制提供了依据。

作者还对采用相同的色谱条件对兜唇石斛（商品俗称"水草枫斗"）进行了特征图谱研究，结果兜唇石斛与齿瓣石斛最大的区别是在保留时间25~35 min，呈现峰值比例明显较大的3~4吸收峰群（见图5-6的sc-1、sc-2、sc-3、sc-4）；在保留时间85~130 min，特征峰个数与峰面积相对高于齿瓣石斛，尚有一专属性特征峰（见图5-6的sc-5）。在购买的20多批标示为齿瓣石斛（紫皮石斛、紫皮枫斗）的样品中，只有约一半为齿瓣石斛正品，其余基本为掺假兜唇石斛的齿瓣石斛，根据22~35 min、90~140 min的兜唇石斛特征峰的峰值比例，齿瓣石斛中掺假兜唇石斛的比例有高有低，提示市场齿瓣石斛质量差异很大。本研究建立的特征图谱分析方法，为齿瓣石斛的真伪与掺假提供了一定意义的参考，成分的鉴别有待于以后的进一步研究。

第六章 美花石斛 特征图谱研究

第一节 美花石斛概论

美花石斛
Meihuashihu

美花石斛*Dendrobium loddigesii* Rolfe［粉花石斛（《中药志》）、环草石斛（《中华人民共和国药典》1977～2000年版）、"小环草"（浙江药农）］。

【原植物】

茎柔弱，常下垂，细圆柱形，长10~45 cm，粗约3 mm，有时分枝，具多节；节间长1.5~2 cm，干后金黄色。叶纸质，二列，互生于整个茎上，舌形，长圆状披针形或稍斜长圆形. 通常长2~4 cm，宽1~1.3 cm，先端锐尖而稍钩转，基部具鞘，干后上表面的叶脉隆起呈网格状；叶鞘膜质，干后鞘口常张开。花白色或紫红色，每束1~2朵侧生于具叶的老茎上部；花序柄长2~3 mm，基部被1~2枚短的、杯状膜质鞘；花苞片膜质，卵形，长约2 mm，先端钝；花梗和子房淡绿色，长2~3 cm；中萼片卵状长圆形，长1.7~2 cm，宽约7 mm，先端锐尖，具5条脉；侧萼片披针形，长1.7~2 cm，宽6~7 mm，先端急尖，基部歪斜，具5条脉；萼囊近球形，长约5 mm；花瓣椭圆形，与中萼片等长，宽8~9 mm，先端稍钝，全缘，具3~5条脉；唇瓣近圆形，直径1.7~2 cm，上面中央金黄色，周边淡紫红色，稍凹，边缘具短流苏，两面密布短柔毛；蕊柱白色，正面两侧具红色条纹，长约4 mm；药帽白色，近圆锥形，密布细乳突状毛，前端边缘具不整齐的齿。花期

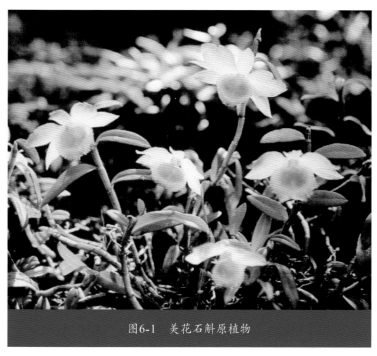

图6-1 美花石斛原植物

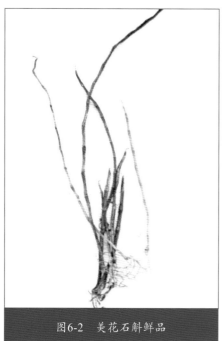

图6-2 美花石斛鲜品

4~5月。（图6-1）

【产地分布】

产于广西，广东南部，海南，贵州西南部，云南南部。生于海拔400~1500 m的山地林中树干上或林下岩石上。也分布于老挝、越南。

【药材正名】

环钗（《药物出产辨》）。

【别名及异名】

环钗石斛、环草石斛、环石斛、环草、小环草（通称）。

【药材性状】

鲜品：茎细长圆柱形，常弯曲、盘缠成疏松团状，长10~20 cm，直径1~2 mm，节间长1~2 cm。外表金黄色或枯黄色，有旋状纵皱纹。质实体轻，易折断，断面颗粒状或略成纤维状。无嗅、味淡、嚼之有黏性。（图6-2）

【注述】

（1）环钗一名是我国南方地区对一种石斛药材的称呼，之所以称为环钗，据估计一是因为本种石斛与金钗石斛类同，但又有一定区别；二是该种植物质地柔软，茎纤细而下垂，自然生长或盆栽时茎常呈半圆形弯曲匍状，干后则成半环状，因而以上述名称之，过去众多文献中对之称作"环钗石斛""环草石斛"或简称"环草"等。《中华人民共和国药典》自1977年版至2000年版以石斛名收载本种。

（2）加工环钗药材的植物基源，除美花石斛外，据文献记载，还包括铁皮石斛
D.officinale、细茎石斛*D.moniliforme*、广东石斛*D.wilsonii*及重唇石斛*D.hercoglossum*等在内。
（3）从20世纪80年代开始浙江药农将之加工为"小环草"枫斗。

第二节　美花石斛 HPLC 特征图谱研究

美花石斛*Dendrobium loddigesii* Rolfe又名环草石斛、粉花石斛、小环草、小黄草，是石斛基
源植物之一，曾收载于 2000 年版《中华人民共和国药典》，主要分布于贵州、广西、广东和云
南等地，具有滋阴清热、生津益胃、润肺止咳等功效。因其加工成枫斗后与霍山石斛枫斗相似，
在两广地区，市场上常加工冒充成霍山石斛。目前对美花石斛的研究主要集中于化学成分鉴别、
多糖与生物碱含量测定上，尚未见美花石斛HPLC特征图谱的相关报道。本研究采用HPLC特征
图谱的分析技术建立美花石斛及其水煎液特征图谱，并对其进行相关性分析，以期为美花石斛的
质量控制及物质基础研究提供参考。

一、仪器和试药

HP1100 型高效液相色谱仪（包括二极管阵列检测器），美国 Agilent 公司；16 批美花石斛
来源见表6-1，经广州中医药大学第一附属医院黄月纯主任中药师鉴定系美花石斛*Dendrobium
loddigesii* Rolfe；柚皮素对照品，上海融合医药科技有限公司，批号：101206；石斛酚对照品，
中国药品检定研究院，批号：111875-201202；乙腈为色谱纯，Merck 公司；其他试剂为分析
纯，水为纯化水。

表6-1　美花石斛样品的来源

样品编号	来源	产地	收集时间
MH-1	岭南花卉市场	云南	2014.08.14
MH-2	岭南花卉市场	广西	2014.05.17
MH-3	岭南花卉市场	云南文山	2014.05.17
MH-4	岭南花卉市场	云南思茅	2014.05.17
MH-5	岭南花卉市场	云南文山	2014.05.17
MH-6	岭南花卉市场	云南文山	2014.05.17
MH-7	网购	广西巴马	2014.08.09

样品编号	来源	产地	收集时间
MH-8	网购	广西大化县	2014.08.10
MH-9	网购	广西巴马	2014.08.15
MH-10	网购	广西巴马	2014.08.15
MH-11	网购	广东罗浮山	2015.09.16
MH-12	网购	广东罗浮山	2015.09.18
MH-13	网购	广东韶关	2015.11.10
MH-14	网购	贵州荔波	2015.09.20
MH-15	网购	贵州荔波	2015.11.15
MH-16	网购	贵州罗甸	2015.09.16

二、方法与结果

（一）色谱条件

色谱柱为Kromasil 100-5 C_{18}（250 mm×4.6mm，5μm）；流动相为乙腈（A）—0.2%磷酸溶液（B），梯度洗脱（0~24 min，A为14%→86%；24~42 min，A为22%→27%；42~56 min，A为27%→36%；56~75 min，A为36%→65%；75~90 min，A为65%→80%）；检测波长为280 nm；柱温为检测波长为280 nm；柱温为35 ℃；流速为0.8 mL/min。

（二）供试品溶液的制备

1.药材供试品溶液的制备　取美花石斛粉末（过四号筛）0.4 g，精密称定，加甲醇50 mL，回流提取4 h，取出，放冷，滤过，60 ℃水浴蒸干，残渣加甲醇溶解，转移至2 mL量瓶中，加甲醇稀释至刻度，摇匀，过0.45μm微孔滤膜，即得。

2.水煎液供试品溶液的制备　精密称取美花石斛饮片10 g，加入100 mL水煎煮两次，每次45 min，滤过，合并滤液，60 ℃水浴蒸干，残渣加60%的甲醇溶液溶解并定容至 10 mL量瓶中，摇匀，冷藏过夜，离心，精密吸取上清液1 mL，蒸干，残渣加60%的甲醇溶液定容至10 mL的量瓶中，摇匀，即得。

3.对照品溶液的制备　分别取柚皮素、石斛酚对照品适量，精密称定，加甲醇分别制成每毫升中含柚皮素0.306 mg、石斛酚0.200 mg溶液，即得。

（三）方法学考察

1.精密度试验　精密吸取同一供试品（批号：MH-6）溶液5μL，连续进样6次。结果所得色图谱与对照模式的相似度均大于0.99，显示精密度良好。

2.稳定性试验　精密吸取同一供试品溶液（批号：MH-6）5 μL，分别在0，3，6，9，12，24 h进样。结果所得色谱与对照模式的相似度均大于0.99，显示24 h内供试品溶液稳定性较好。

3.重复性试验　取同一批样品（批号：MH -6）6份，分别制备供试品溶液，进样分析。结果所得色谱与对照模式的相似度均大于0.99，显示重复性良好。

（四）样品检测

分别精密吸取饮片供试品溶液与水煎液供试品溶液各5，10 μL，依法进样分析。

（五）特征图谱的建立与分析

采用国家药典委员会《中药色谱指纹图谱相似度评价系统软件（2004A版）》，以均值数法分析，分别生成药材与水煎液特征图谱共有模式。16批药材分析结果显示，共标示出22个特征共有峰，相似度为0.854~0.969，以峰10、峰11、峰13、峰14、峰15、峰18为6个强峰。取MH -1~MH-10共10批药材建立其水煎液特征图谱，共标示出药材22个特征共有峰中的16个，相似度为0.909~0.968。16批药材及10批水煎液HPLC特征图谱重叠图、药材及其水煎液HPLC特征图谱共有模式比较图见图6-3~图6-5。

经对照品HPLC色谱图保留时间定位及特征峰紫外光谱分析，鉴别了2个特征峰（峰14为柚皮素、峰16为石斛酚），见图6-6~图6-7。根据以上16批药材样品、10批水煎液样品分析结果，美花石斛药材标示了 22个特征峰，水煎液标示了 16个特征峰，以峰13为参照峰分别计算各共有峰的相对保留时间与相对峰面积，结果见表6-2。主要特征峰的紫外光谱图，见图6-8。

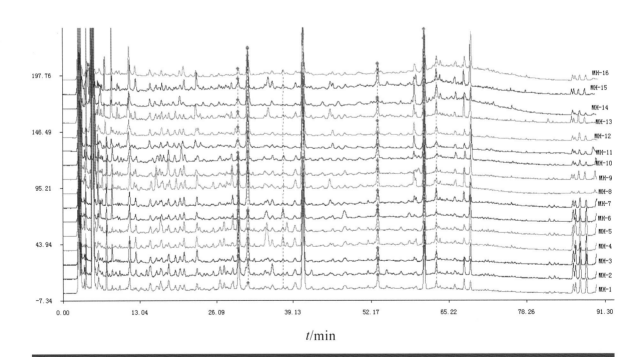

图6-3　16批美花石斛HPLC特征图谱重叠图

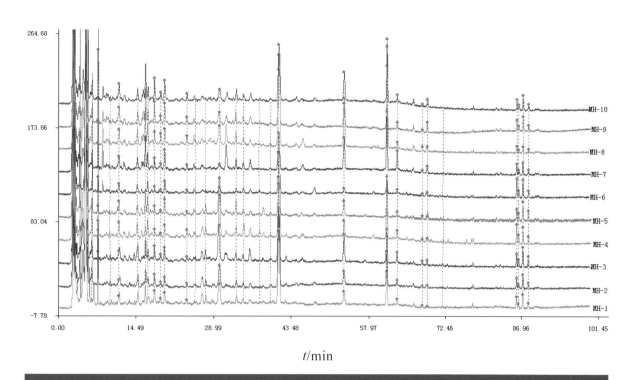

图6-4 10批美花石斛水煎液HPLC特征图谱重叠图

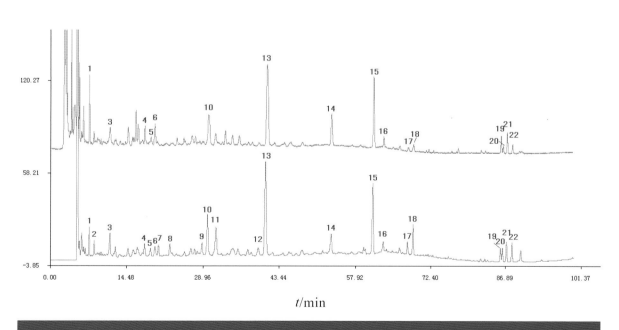

图6-5 美花石斛及其水煎液HPLC特征图谱共有模式比较

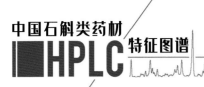

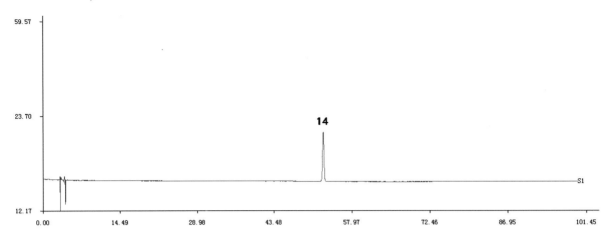

图6-6 柚皮素对照品HPLC色谱图

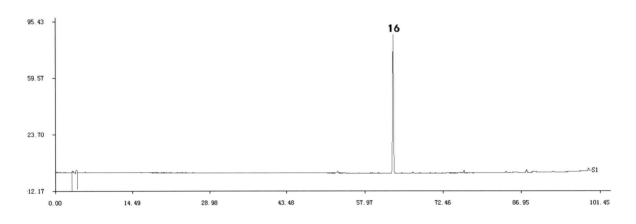

图6-7 石斛酚对照品HPLC色谱图

表6-2　16批美花石斛药材及10批水煎液HPLC特征图谱共有峰的分析结果

峰号	药材		水煎液	
	R_{TR}	R_A	R_{TR}	R_A
1	0.182±0.001 6	0.140±0.075 6	0.182±0.000 2	0.334±0.122 6
2	0.205±0.000 9	0.094±0.060 4	—	—
3	0.278±0.001 3	0.197±0.072 5	0.276±0.000 7	0.158±0.049 2
4	0.424±0.042 9	0.111±0.041 8	0.434±0.000 4	0.145±0.062 7
5	0.465±0.001 8	0.074±0.025 9	0.463±0.000 5	0.084±0.029 8
6	0.485±0.002 8	0.107±0.046 3	0.479±0.000 8	0.204±0.068 8
7	0.502±0.002 1	0.105±0.033 3	—	—
8	0.554±0.001 8	0.110±0.034 3	—	—
9	0.704±0.001 2	0.117±0.061 1	—	—
10	0.729±0.000 7	0.387±0.311 6	0.728±0.001 3	0.366±0.340 7
11	0.768±0.003 1	0.347±0.229 4	—	—
12	0.967±0.002 2	0.112±0.029 6	—	—
13（S）	1.000	1.000	1.000	1.000
14	1.306±0.006 2	0.222±0.056 9	1.295±0.001 7	0.392±0.176 9
15	1.497±0.009 8	0.631±0.237 5	1.490±0.001 0	0.633±0.238 2
16	1.547±0.011 8	0.113±0.063 4	1.537±0.001 6	0.103±0.086 2
17	1.662±0.013 9	0.088±0.037 2	1.654±0.001 4	0.055±0.015 1
18	1.688±0.014 4	0.226±0.115 4	1.676±0.002 0	0.104±0.026 5
19	2.105±0.018 2	0.100±0.053 9	2.091±0.001 9	0.126±0.061 6
20	2.115±0.018 3	0.099±0.064 1	2.101±0.002 0	0.074±0.041 7
21	2.134±0.018 4	0.147±0.084 9	2.119±0.001 8	0.158±0.072 2
22	2.159±0.018 6	0.147±0.113 7	2.144±0.001 9	0.064±0.035 7

备注：—表示未检出特征峰

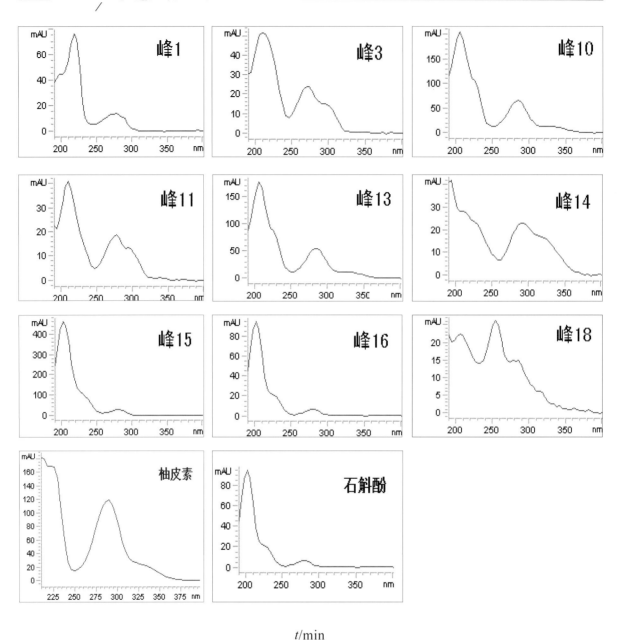

t/min

图6-8 美花石斛 HPLC 特征图谱主要共有峰以及对照品柚皮素与石斛酚紫外光谱图

（六）药材与水煎液特征图谱相关性分析

采用国家药典委员会中药色谱指纹图谱相似度评价系统软件（2004A版），对10批美花石斛药材与水煎液进行相似度比较，结果见表6-3。

表6-3　16批美花石斛药材和10批水煎液相似度及药材与水煎液相关性

批次	药材相似度	水煎液相似度	药材—水煎液相似度
MH-1	0.956	0.948	0.852
MH-2	0.944	0.963	0.894
MH-3	0.955	0.939	0.838
MH-4	0.928	0.933	0.895
MH-5	0.910	0.913	0.841
MH-6	0.936	0.913	0.898
MH-7	0.912	0.909	0.853
MH-8	0.958	0.968	0.910
MH-9	0.968	0.963	0.868
MH-10	0.948	0.968	0.815
MH-11	0.956	—	—
MH-12	0.960	—	—
MH-13	0.916	—	—
MH-14	0.854	—	—
MH-15	0.969	—	—
MH-16	0.928		

三、讨论

本试验对280，325，340 nm等3个波长下特征峰数及峰面积进行比较，结果主要特征峰在280 nm波长下具有较大吸收，峰面积较大，且基线平稳，故选择280 nm作为指纹图谱检测波长。比较了Kromasil 100-5 C$_{18}$柱（250 mm×4.6 mm，5 μm）、Zobax SB Aq柱（250 mm×4.6 mm，5 μm）、Zorbax SB C$_{18}$柱（250 mm×4.6 mm，5 μm）的分离效果，以Kromasil 100-5 C$_{18}$柱的分离度较好，峰数多、峰形尖锐；考察了不同柱温（25，30，35 ℃）对分离效果的影响，结果以35 ℃效果最优。筛选不同流速（0.8，1.0，1.2 mL/min）对分离效果的影响，结果以0.8 mL/min效果最优。供试品溶液的制备比较了超声处理及回流提取方法，确定采用回流方法。比较了不同溶媒

（70%甲醇、80%甲醇、甲醇）回流提取方法，结果甲醇提取效果稍优于70%甲醇、85%甲醇，确定采用甲醇回流方法。

本研究分析了16批不同来源的美花石斛药材样品，共标示出22个特征共有峰，相似度在0.854~0.969，其中，有13批样品的相似度大于0.900，表明美花石斛药材特征图谱较一致，质量较稳定。采用对照品对照，鉴别峰14为柚皮素，峰16为石斛酚，但在本色谱条件下14号有杂质峰干扰。由主要特征峰紫外光谱图可知，峰3与峰11可能为同类成分；峰10与峰13可能为同类成分；峰15与石斛酚紫外光谱图基本一致，亦可能为同类成分，其成分鉴定有待进一步研究。

美花石斛药材的22个主要特征峰中，其水煎液检出16个峰。通过药材与水煎液特征图谱比较，水煎液的峰1，6，14相对峰面积比值明显高于药材，而峰18，22的比值则明显比药材低，其原因可能与相应成分极性大小相关，导致在水煎液中溶出的程度不同；峰2，7，8，9，11，12基本无检出，可能由于提取率低或在提取过程中损失，导致无法在该浓度下检出明显的特征峰。以美花石斛药材特征图谱为对照，分析同批次药材与其水煎液之间的相关性，有1批样品的相似度大于0.9，其余9批在0.815~0.895，表明常规水煎提取工艺大部分能保留美花石斛的主要特征成分。本研究为美花石斛质量控制、鉴别及物质基础研究提供了一定的依据。

第三节　美花石斛的质量研究及其与近似种石斛的比较

美花石斛*Dendrobium loddigesii* Rolfe为兰科石斛属多年生草本植物，主要分布于贵州、广西、云南和广东等地。因其花观赏性较强，故名美花石斛。美花石斛在《中华人民共和国药典》1977~2000年版中，以环草石斛*Dendrobium loddigesii* Rolfe.命名，并作为石斛来源之一。此外，美花石斛亦名粉花石斛、小环草、小黄草，以美花石斛命名收载为《中华本草》中石斛来源的一种。历版《中华人民共和国药典》均未有美花石斛的专属性鉴别方法及定量指标。市场上曾有用美花石斛冒充霍山石斛。文献采用TLC法鉴别美花石斛生物碱类成分；分光光度法测定总多糖类成分；本课题组近期研究发现，霍山石斛与美花石斛的单糖均以甘露糖与葡萄糖组成为主，但两种石斛的甘露糖与葡萄糖峰面积比值差异较大，可达到鉴别目的；此外，美花石斛亦含石斛酚等联苄类成分以及柚皮素等黄酮类成分。美花石斛未作为石斛的具体品种收载于2015版《中华人民共和国药典》石斛项下，仅作为近似种收载。但作为传统的石斛来源之一，有必要对其进行系统的质量控制研究。因此，在《中华人民共和国药典》收载的石斛及铁皮石斛质量标准、文献研究以及课题组研究基础上，对美花石斛进行生物碱、联苄类、黄酮类成分的TLC鉴别以及石斛酚、葡萄糖与甘露糖含量测定研究，并针对美花石斛及近似种石斛化学成分的差异，比较与金钗石斛、流苏石斛、铁皮石斛、霍山石斛等差别，为其质量标准的建立提供科学的依据。

一、仪器和试药

HP1200型高效液相色谱仪（美国Agilent公司）；石斛酚对照品，批号：111875-201202，中国药品检定研究院；D-葡萄糖（批号：110833-201205，质量分数≥99%），D-甘露糖（批号：140651-200602，质量分数≥99%）中国药品生物制品检定所。1-苯基-3-甲基-5-吡唑啉酮（PMP）阿拉丁试剂上海有限公司，批号：A1216009；乙腈，色谱纯，德国Merk公司；水为纯化水；其他试剂均为分析纯。高效薄层色谱用硅胶G预制板，青岛海洋化工分厂；聚酰胺薄膜，浙江省台州市路桥四甲生化塑料厂。实验用石斛经广州中医药大学第一附属医院黄月纯主任中药师鉴定为美花石斛*D.loddigesii* Rolfe、金钗石斛*D.nobile* Lindl.、流苏石斛*D.fimbriatum* Hook.、铁皮石斛*D.officinale* Kimura et Migo、霍山石斛*D.huoshanense* C. Z. Tang et S. J. Cheng的新鲜茎，不同种鲜品石斛在60 ℃条件下减压烘干，来源见表6-4。

表6-4　美花石斛及其近似种石斛来源

	编号	产地	来源
美花石斛	MH-1	云南	岭南花卉市场
美花石斛	MH-2	广西	岭南花卉市场
美花石斛	MH-3	云南文山	岭南花卉市场
美花石斛	MH-4	云南思茅	岭南花卉市场
美花石斛	MH-5	云南文山	岭南花卉市场
美花石斛	MH-6	云南文山	岭南花卉市场
美花石斛	MH-7	广西巴马	网购
美花石斛	MH-8	网购	广西大化县
美花石斛	MH-9	广西巴马	网购
美花石斛	MH-10	广西巴马	网购
美花石斛	MH-11	广东罗浮山	网购
美花石斛	MH-12	广东罗浮山	网购
美花石斛	MH-13	广东韶关	网购
美花石斛	MH-14	贵州荔波	网购
美花石斛	MH-15	贵州荔波	网购

续表

	编号	产地	来源
美花石斛	MH-16	贵州罗甸	网购
霍山石斛	HS-1	安徽霍山	九仙尊霍山石斛股份有限公司
霍山石斛	HS-2	安徽霍山	九仙尊霍山石斛股份有限公司
霍山石斛	HS-3	安徽霍山	九仙尊霍山石斛股份有限公司
金钗石斛	JC-1	不详	岭南花卉市场
流苏石斛	LS-1	不详	岭南花卉市场
铁皮石斛	TP-1	云南昆明	四川壹原草生物科技有限公司
铁皮石斛	TP-2	浙江杭州	浙江永康市支点生物科技公司
铁皮石斛	TP-3	云南	云南昆明市售

二、方法与结果

（一）美花石斛的TLC鉴别与及其近似种石斛的比较

1.生物碱类成分的TLC鉴别

（1）对照品溶液的制备取石斛碱对照品适量，加甲醇制成每毫升含1 mg的溶液，即得。

（2）供试品溶液的制备取不同石斛粉末（过4号筛）1.0 g，加甲醇25 ml，超声处理45 min，取出，放冷，滤过，水浴蒸干，残渣加甲醇1 mL使溶解，即得。

（3）样品分析取石斛碱对照品溶液、不同供试品溶液各5μL，分别点于同一硅胶G预制板上，以三氯甲烷—甲醇（10∶0.8）为展开剂，浓氨水预饱20 min，展开，取出，晾干，喷以碘化铋钾试液，日光下检视。各批美花石斛TLC见图6-9，美花石斛与金钗石斛、霍山石斛生物碱类成分的TLC比较见图6-10。金钗石斛检出石斛碱对应斑点，美花石斛与霍山石斛在相应的位置未检出石斛碱对应斑点；美花石斛可检出两个橘红色的主斑点，Rf值均在0.2~0.6，其中一个斑点颜色明显较深，而霍山石斛与金钗石斛在相应的位置未检出对应斑点，可以作为美花石斛的鉴别特征之一。

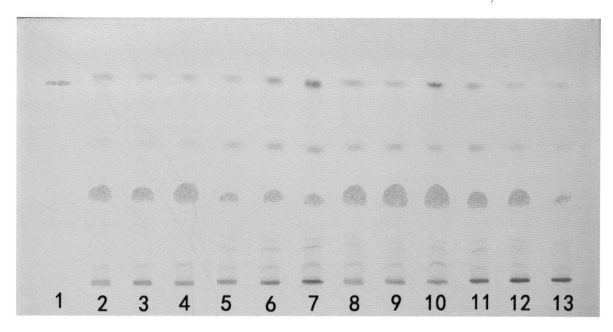

1. 石斛碱对照品；2~13. 美花石斛（MH-3，MH-5~MH-16）

图6-9　12批美花石斛生物碱类成分的TLC图谱

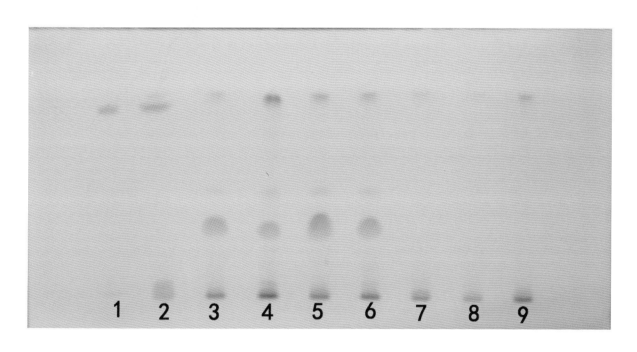

1. 石斛碱对照品；2. 金钗石斛（JC-1）；3~6. 美花石斛（MH-6，MH-10，MH-11，MH-14）；

7~9. 霍山石斛（HS-1~HS-3）

图6-10　美花石斛与金钗石斛、霍山石斛生物碱类成分的TLC比较

2.联苄类成分的TLC鉴别

（1）对照品溶液的制备取石斛酚对照品适量，加甲醇制成每毫升含0.2 mg的溶液，即得。

（2）供试品溶液的制备同前。

（3）样品分析取石斛酚对照品溶液、不同供试品溶液各5μL，分别点于同一硅胶G预制板上，以石油醚（60~90 ℃）—乙酸乙酯（6∶4）为展开剂，展开，取出，晾干，喷以10%硫酸乙醇试液，105 ℃加热至斑点显色清晰，于日光下检视。各批美花石斛TLC见图6-11，美花石斛与流苏石斛、霍山石斛联苄类成分的TLC比较图谱见图6-12。流苏石斛检出石斛酚对应斑点，美花石斛检出包括石斛酚在内的两个紫红色的主斑点，霍山石斛在相应的位置检出一个粉色斑点，可以作为美花石斛的鉴别特征之一。

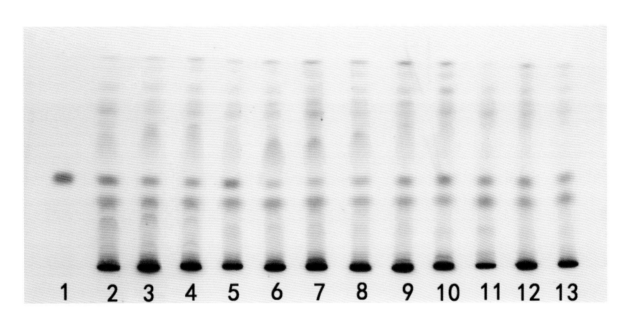

1. 石斛酚对照品；2~13. 美花石斛（MH-3，MH-5~MH-7，MH-9~MH-16）

图6-11 12批美花石斛联苄类成分的 TLC 图谱

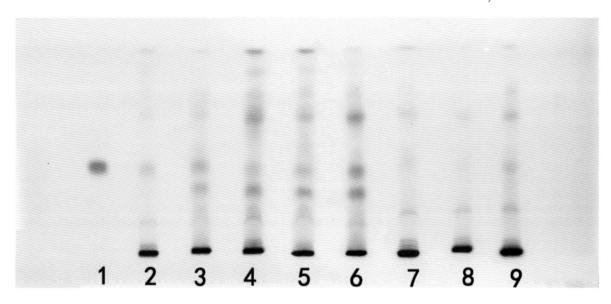

1. 石斛酚对照品；2. 流苏石斛（LS-1）；3. 美花石斛（MH-6）；4~6. 美花石斛（MH-10，MH-11，MH-14）；

7~9. 霍山石斛（HS-1~HS-3）

图6-12　美花石斛与流苏石斛、霍山石斛联苄类成分的 TLC 比较

3.黄酮类成分的TLC鉴别

（1）对照品溶液的制备取柚皮素对照品适量，加甲醇制成每毫升含0.3 mg的溶液，即得。

（2）供试品溶液的制备见前述。

（3）样品分析取柚皮素对照品溶液、不同供试品溶液各5μL，分别点于聚酰胺薄膜上，以甲苯—甲醇—丁酮（6∶1.5∶2）为展开剂，展开，取出，晾干，喷以3%三氯化铝试液，于105 ℃加热至斑点显色清晰，置紫外光灯（365 nm）检视。各批美花石斛TLC 结果见图6-13，美花石斛与霍山石斛、铁皮石斛黄酮类成分的TLC比较见图6-14。美花石斛与霍山石斛、铁皮石斛均检出柚皮素荧光斑点，但美花石斛还检出4个黄绿色荧光斑点，可以作为美花石斛的鉴别特征之一。

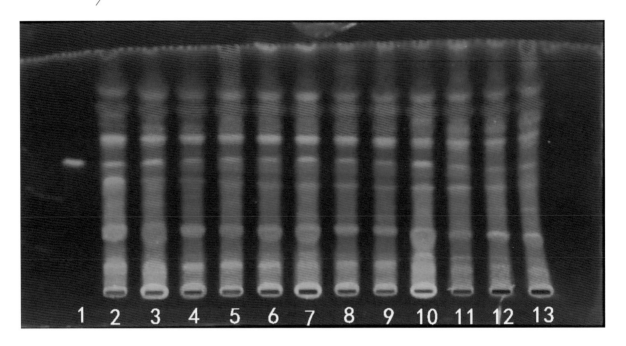

1. 柚皮素对照品；2~13. 美花石斛（MH-3，MH-5~MH-7，MH-9~MH-16）

图6-13　12批美花石斛黄酮类成分的 TLC 图谱

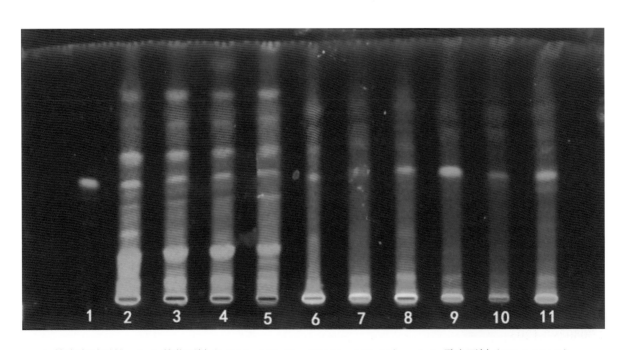

1. 柚皮素对照品；2~5. 美花石斛（MH-6，MH-10，MH-11，MH-14）；6~8. 霍山石斛（HS-1~HS-3）；
9~11. 铁皮石斛（TP-1~TP-3）

图 6-14　美花石斛与霍山石斛、铁皮石斛黄酮类成分的 TLC 比较图谱

（二）美花石斛中石斛酚的含量测定研究

1.色谱条件色谱柱 Kromalil 100-5 C$_{18}$（4.6 mm×150 mm，5 μm）；以乙腈—水（36：64）为流动相，等度洗脱，分析时间为40 min；检测波长为210 nm；流速：0.5 mL/min；柱温：30 ℃；进样量：5 μL。

2.样品溶液制备

（1）对照品溶液制备 取石斛酚对照品适量，精密称定，加甲醇分别制成每1 mL含石斛酚8.02 μg的对照品储备液。

（2）供试品溶液制备 取美花石斛粉末（过4号筛）0.5 g，精密称定，精密加入甲醇25 mL，超声处理45 min，取出，放冷至室温，加甲醇补足减失的重量。滤过，精密吸取续滤液10 mL，60 ℃以下蒸干，残渣加甲醇使溶解，转移至2 mL容量瓶中，加甲醇稀释至刻度，摇匀，过0.45 μm微孔滤膜，即得供试品溶液。

3.专属性试验

取石斛酚对照品溶液、供试品溶液、甲醇（溶液空白对照），按拟定色谱条件进行测定，结果见图6-15，表明专属性良好。

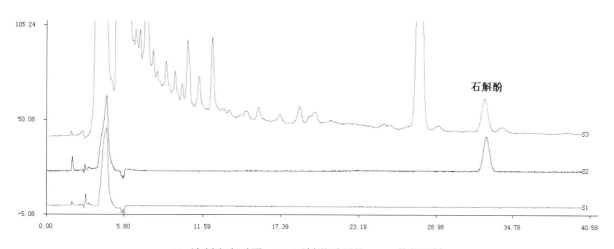

S1.溶剂空白对照；S2.石斛酚对照品；S3.美花石斛

图6-15　美花石斛中石斛酚含量测定HPLC图谱

4.线性关系考察 分别精密吸取石斛酚对照品溶液（1mL含石斛酚8.02 μg）1，2，5，8，10，15 μL，按拟定色谱条件进样分析，测定峰面积。以进样量（μg）为横坐标，色谱峰面积（A）为纵坐标，进行线性回归，石斛酚的回归方程为$Y=16841X+2.4747$，$r=0.999$进样量在0.00802~0.1203 μg，线性关系良好。

5.精密度试验 精密吸取同一供试品溶液5 μL，注入液相色谱仪，重复进样6次，结果石斛酚平均峰面积为630.90，RSD为0.55%，表明仪器精密度良好。

6.稳定性试验 精密吸取同一供试品溶液5 μL，分别在0，2，4，8，12，24 h进样，结果平均峰面积为635.96，RSD为1.21%，供试品溶液在24 h内稳定。

7.重复性试验　取同一批样品6份，分别制备供试品溶液，进样分析，按外标法计算含量，结果石斛酚的平均含量为0.076mg/ g，RSD为1.82%，表明方法重复性良好。

8.加样回收率试验　取已知含量样品（MH-6）0.25 g，精密称定，精密加入石斛酚对照品溶液（4.16μg/mL）5 mL，再精密加入甲醇20 mL，按照拟定方法制备供试品溶液，平行制备6份，测定，计算回收率，结果见表6-5。

表6-5　美花石斛石斛酚加样回收率结果（n=6）

取样量（g）	样品量（μg）	加入量（μg）	测得量（μg）	回收率（%）	平均回收率（%）	RSD（%）
0.254 7	19.38	0.020 8	19.38	102.98	101.5	1.95
0.249 8	19.01	0.020 8	19.01	98.99		
0.251 6	19.15	0.020 8	19.15	102.64		
0.251 5	19.14	0.020 8	19.14	98.85		
0.252 1	19.18	0.020 8	19.18	102.50		
0.252 6	19.22	0.020 8	19.22	102.79		

9.样品的测定　精密吸取对照品溶液、供试品溶液各5 μL，注入液相色谱仪，测定峰面积，按外标法计算含量。结果见表6-6。

表6-6　美花石斛中石斛酚的含量（n=2）

编号	含量（mg/g）	RSD（%）
MH-1	0.094 2	0.87
MH-2	0.107	1.73
MH-3	0.154	1.98
MH-4	0.170	1.54
MH-5	0.079 0	1.07
MH-6	0.076 4	0.75
MH-7	0.171	0.62
MH-8	0.099 1	0.91

编号	含量（mg/g）	RSD（%）
MH-9	0.087 7	1.20
MH-10	0.073 9	1.06

（三）美花石斛中甘露糖、葡萄糖含量测定

1.色谱条件色谱柱　Kromalil 100-5 C$_{18}$（4.6 mm×150 mm，5μm）；以乙腈–0.02 mol/L的乙酸铵溶液（20：80）为流动相，等度洗脱，分析时间为25 min；检测波长为250 nm；流速：1.0 mL/min；柱温：30 ℃；进样量：10μL。

2.样品溶液制备及对照品校正因子的计算

（1）对照品溶液制备及校正因子的计算　取盐酸氨基葡萄糖适量，精密称定，加水制成12 mg/mL的溶液，作为内标溶液。另分别取甘露糖、葡萄糖对照品各约8，10，12 mg，精密称定，置100 mL量瓶中，分别精密加入内标溶液1 mL，加水适量使溶解并稀释至刻度，摇匀。分别吸取400 μL，加0.5 mol/L的PMP甲醇溶液与0.3 mol/L的氢氧化钠溶液各400 μL，混匀，70℃水浴反应100 min。再加0.3mol/L的盐酸溶液500 μL，混匀，用三氯甲烷洗涤3次，每次2 mL，弃去三氯甲烷液，水层即分别得3种浓度的混合对照品溶液。分别精密吸取3种不同浓度的混合对照品溶液各10 μL，按上述色谱条件，分别测定甘露糖、葡萄糖、内标物的峰面积，分别计算甘露糖、葡萄糖的平均校正因子。

（2）供试品溶液的制备　取美花石斛粉末（过3号筛）约0.12 g，精密称定，置索氏提取器中，加80%乙醇适量，加热回流提取4 h，弃去乙醇液，药渣挥干乙醇，滤纸筒拆开置于烧杯中，加水100 mL，再精密加入内标溶液2 mL，煎煮1 h，并时时搅拌，放冷，加水补至约100 mL，混匀，离心，吸取上清液1 mL，置安瓿瓶或顶空瓶中，加3.0 mol/L的盐酸溶液0.5 mL，封口，混匀，110 ℃水解60 min，放冷，用3.0 mol/L的氢氧化钠溶液调节pH值至中性，吸取400 μL，加0.5 mol/L的PMP甲醇溶液与0.3 mol/L的氢氧化钠溶液各400 μL，混匀，70 ℃水浴反应100 min。再加0.3 mol/L的盐酸溶液500 μL，混匀，用三氯甲烷洗涤3次，每次2 mL，弃去三氯甲烷液，水层离心后，取上清液10 μL，注入液相色谱仪，测定。

3.专属性考察　分别取甘露糖、葡萄糖、氨基葡萄糖混合对照品溶液，以及同法配制的不含甘露糖、葡萄糖、氨基葡萄糖的空白对照液。按拟定的色谱条件进行测定，结果见图6-16，表明专属性良好。

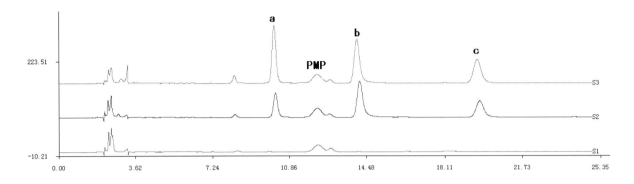

S1. 空白对照；S2. 混合糖对照品；S3. 美花石斛样品；

a. 甘露糖；b. 氨基葡萄糖（内标物）；c. 葡萄糖

图6-16 美花石斛中甘露糖、葡萄糖含量测定 HPLC 图谱

4.线性关系考察　精密吸取上述混合对照品溶液按照（1）项下依法操作，取上清液10 μL，注入液相色谱仪。以甘露糖峰面积与盐酸氨基葡萄糖内标峰面积比值（Am/As）为纵坐标，甘露糖对照品进样量（μg）为横坐标，绘制标准曲线，计算回归方程。甘露糖：$Y=0.9561X+0.0027$；$r=0.9999$，甘露糖在0.010~1.0 μg呈现良好线性。葡萄糖：$Y=0.7062X+0.0226$；$r=0.9999$，葡萄糖在0.040~0.80 μg呈现良好线性。

5.精密度试验　精密吸取同一供试品溶液10 μL，连续进样6次，测定，结果甘露糖平均峰面积为569.89，RSD为2.00%，葡萄糖平均峰面积为995.41，RSD为0.49%，表明仪器精密度良好。

6.重复性试验　取同一批美花石斛样品6份，按拟定方法处理并分别测定，结果甘露糖平均含量为5.92%，RSD为1.18%，葡萄糖平均含量为11.64%，RSD为0.91%，表明方法重复性良好。

7.稳定性试验　精密吸取供试品溶液10 μL，于0，2，4，8，12、24 h分别进样，记录峰面积。甘露糖平均峰面积为570.01，RSD为2.03%，葡萄糖平均峰面积为994.98，RSD为0.43%，表明供试品溶液在24 h内稳定性良好。

8.加样回收率试验　取本品粉末 0.06 g，精密称定，置索氏提取器中，加 80% 乙醇适量，加热回流提取 4 h，弃去乙醇液，药渣挥干乙醇，滤纸筒拆开置于烧杯中，精密加入甘露糖对照品溶液（0.362 mg/mL）10 mL以及葡萄糖对照品溶液（0.768 mg/mL）10 mL，再精密加入内标溶液2 mL，按测定法项下处理并分别测定，结果见表6-7和表6-8。

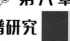

表6-7　美花石斛甘露糖含量测定加样回收率试验结果

取样量（mg）	样品量（mg）	加入量（mg）	测得量（mg）	回收率（%）	平均回收率（%）	RSD（%）
60.32	3.571	3.620	7.217	100.72	97.93	1.94
60.45	3.579	3.620	7.066	96.34		
61.05	3.614	3.620	7.122	96.90		
61.26	3.627	3.620	7.097	95.87		
60.92	3.606	3.620	7.205	99.41		
61.04	3.614	3.620	7.174	98.35		

表6-8　美花石斛葡萄糖含量测定加样回收率试验结果

取样量（mg）	样品量（mg）	加入量（mg）	测得量（mg）	回收率（%）	平均回收率（%）	RSD（%）
60.32	7.027	7.680	14.81	101.31	100.03	1.36
60.45	7.042	7.680	14.76	100.44		
61.05	7.112	7.680	14.89	101.32		
61.26	7.137	7.680	14.70	98.47		
60.92	7.097	7.680	14.64	98.24		
61.04	7.111	7.680	14.82	100.41		

9.样品的测定　取不同批次的美花石斛样品以及霍山石斛药材，按拟定的方法制备样品溶液，测定，按内标法计算各样品中甘露糖、葡萄糖的含量，结果见表6-9。

表6-9　美花石斛与霍山石斛甘露糖、葡萄糖含量测定结果

编号	甘露糖含量（%）	RSD（%）	葡萄糖含量（%）	RSD（%）	甘露糖+葡萄糖含量（%）
MH-1	9.42	0.96	12.16	0.19	21.58
MH-2	5.86	1.12	11.78	1.25	17.64
MH-3	5.68	0.66	10.91	0.52	16.60
MH-4	6.05	1.85	11.77	2.36	17.82

续表

编号	甘露糖含量（%）	RSD（%）	葡萄糖含量（%）	RSD（%）	甘露糖+葡萄糖含量（%）
MH-5	8.91	0.21	13.71	1.12	22.61
MH-9	7.37	1.26	9.42	0.46	16.80
MH-10	5.07	2.17	8.43	2.09	13.50

三、讨论

美花石斛含生物碱类成分，《中华人民共和国药典》石斛项下金钗石斛的TLC鉴别采用以石斛碱为对照、以石油醚（60~90 ℃）—丙酮（7：3）为展开剂。采用该方法，金钗石斛检出石斛碱斑点，而美花石斛的生物碱类斑点几乎停留在原点，说明该方法不适用于美花石斛的薄层鉴别。通过筛选调整展开剂极性，采用三氯甲烷-甲醇（10：0.8）作为展开剂，在浓氨试液饱和状态下展开，则能较好地分离出美花石斛的生物碱类成分，可检出两个橘红色的主斑点，而有关文献只检出一个生物碱斑点。经不同温湿度、不同厂家薄层板的验证试验表明方法可行；而霍山石斛与金钗石斛在相应的位置未检出对应斑点。

美花石斛含有石斛酚等联苄类成分。《中华人民共和国药典》石斛项下流苏石斛的TLC鉴别采用以石斛酚为对照、以石油醚（60~90 ℃）—乙酸乙酯（6：4）为展开剂的方法。采用该方法，流苏石斛检出石斛酚斑点，而美花石斛可检出包括石斛酚在内的2个紫红色的主斑点。与课题组前期报道的美花石斛HPLC特征图谱具有2个联苄类主要特征成分结果一致。霍山石斛虽然在石斛酚相应位置上亦检出1个模糊粉色斑点，但采用本实验美花石斛的石斛酚含量测定方法表明，霍山石斛中难以检出石斛酚特征峰，提示TLC色谱中石斛酚相应位置的斑点可能为其他成分斑点。美花石斛采用石油醚（60~90 ℃）—乙酸乙酯（6：4）、石油醚（60~90 ℃）—乙酸乙酯—丙酮（6：3：1）、正己烷—乙酸乙酯—丙酮（6：3：1）3个展开剂系统均能检出2个紫红色的主斑点，其中以石油醚（60~90 ℃）—乙酸乙酯（6：4）为展开剂的展开效果最佳，不同温湿度、不同厂家薄层板的验证试验亦表明方法可行。

柚皮素是多种石斛属药材含有的黄酮苷元，美花石斛亦含有柚皮素等黄酮类成分。以本研究所筛选的TLC鉴别方法，美花石斛、霍山石斛、铁皮石斛均检出柚皮素特征斑点，但美花石斛还检出另外4个荧光斑点。三种TLC鉴别方法均具有一定专属性，可作为美花石斛的鉴别控制指标。

石斛酚是石斛药材的主要抗肿瘤活性成分，具有较高的药用价值，故将其作为美花石斛的含量测定的指标成分。通过10批美花石斛含量测定结果发现，不同来源的美花石斛的石斛酚含量有一定差异，含量在0.0739~0.171 mg/g，根据含量结果尚不能对含量差异与产地相关性进行比对，除分析的样品量相对较少代表性不足外，含量差异可能受产地、采收时间与加工炮制等因素的影响。研究建立的HPLC方法分离度及重复性较好，也为美花石斛的质量控制提供一定的依据。

现代药理研究发现，多糖类成分是石斛属药材的主要活性成分，具有免疫调节和抗肿瘤等多种药理作用。美花石斛甘露糖和葡萄糖较高，可作为定量指标。7批美花石斛样品中甘露糖和葡萄糖含量分别为 5.07%～9.42%、8.43%～13.71%，甘露糖和葡萄糖含量之和为 13.50%～22.61 %。

第七章 叠鞘石斛特征图谱研究

第一节 叠鞘石斛概论

叠鞘石斛
Dieqiaoshihu

叠鞘石斛*Dendrobium aurantiacum* Rchb.f.var.*denneanum*（Kerr.） Z.H.Tsi ［*D.denneanum* Kerr.（《中国野生兰科植物彩色图鉴》）、*D.chryseum* Rolfe（《中国兰花全书》），《中国植物志》叠鞘石斛（文献通称）、"铁光节"（浙江药农）、金兰《植物名实图考》、紫斑金兰《云南种子植物名录》］。

【原植物】

茎圆柱形，通常长25~35 cm，粗2~6 mm，不分枝，具多数节；节间长2.5~4 cm。干后淡黄色或黄褐色。叶革质，线形或狭长圆形，长9~11 cm，宽1.7~2.5 cm，先端钝并且微凹或有时近锐尖而一侧稍钩转，基部具鞘；叶鞘紧抱于茎。总状花序侧生于去年生落了叶的茎上端，长约1 cm，通常1~2朵花，有时3朵；花序柄近直立，长0.5 cm，基部套叠3~4枚鞘；鞘纸质，浅白色，杯状或筒状，基部的较短，向上逐渐变长，长5~20 mm；花苞片膜质，浅白色，舟状，长1.8~3 cm，宽约5 mm，先端钝；花梗和子房长约3 cm；花橘黄色，开展；中萼片长圆状椭圆形，长2.3~2.5 cm，宽1.1~1.4 cm，先端钝，全缘，具5条脉；侧萼片长圆形，等长于中萼片而稍较狭，先端钝，基部稍歪斜，具5条脉；萼囊圆锥形，长约6 mm；花瓣椭圆形或宽椭圆状倒卵形，长2.4~2.6 cm，宽1.4~1.7 cm，先端钝，全缘，具3条脉，侧边的主脉具分枝；唇瓣近圆形，长

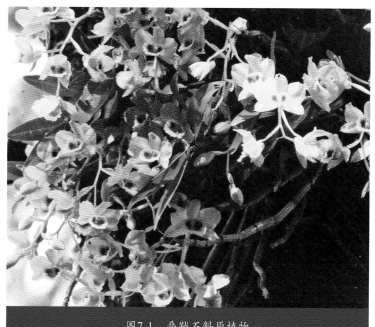

图7-1 叠鞘石斛原植物

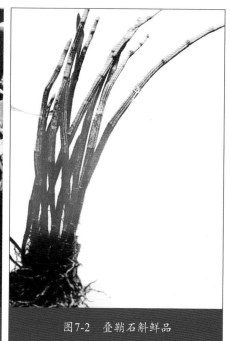

图7-2 叠鞘石斛鲜品

2.5 cm，宽约2.2 cm，基部具长约3 mm的爪并且其内面有时具数条红色条纹，中部以下两侧围抱蕊柱，上面密布绒毛，边缘具不整齐的细齿，唇瓣上面1个紫色斑块；蕊柱长约4 mm，具长约3 mm的蕊柱足；药帽狭圆锥形，长约4 mm，光滑，前端近截形。花期5~6月。（图7-1）

【产地分布】

产海南，广西西南至西北部，贵州南部至西南部，云南东南部至西北部。生于海拔600~2 500 m的山地疏林中树干上。也分布于印度、尼泊尔、不丹、缅甸、泰国、老挝、越南。

【药材正名】

黄草石斛。

【别名及异名】

马鞭石斛、黄草（通称）。

【药材性状】

鲜品：茎长圆柱形，长可达2 m，直径3~10 mm；节间长2.5~4 cm，表面黄色至黄绿色，具纵槽，上部多曲折，近基部光滑无槽。质脆易折断，断面纤维状。气微，味微苦，嚼之有黏性（图7-2）。

【注述】

（1）叠鞘石斛历代本草中未见有记载。中华人民共和国成立后有报道作为马鞭石斛植物来源的一种。

（2）叠鞘石斛的拉丁学名有所变更。《中国植物志》（1999），将本种订名*Dendrobium*

aurantiacum Rchb.f.var.*denneanum*（Kerr.） Z.H.Tsi。另有报道：为石斛药材新资源，商品称小黄草。

（3）叠鞘石斛主供作黄草石斛应用；浙江乐清药农称之为"铁光节"的一种石斛，药农用以加工生产"铁光节"枫斗。

第二节　叠鞘石斛 HPLC 特征图谱研究

　　叠鞘石斛为兰科石斛属植物叠鞘石斛的新鲜或干燥茎，味甘、微寒，具有益胃生津，滋阴清热的功效。叠鞘石斛主产地为四川、贵州、广西等地，其在贵州省被称为"大黄草"，生于山地疏林中树干上，海拔600~2 500 m。1848年刊刻发行的《植物名实图考》中记载的金兰，即指今之叠鞘石斛，其花金黄，花瓣肥短，开口露红纹，且从梢端开花，一枝多至六七朵花。叠鞘石斛命名最早出现在《中国高等植物图鉴》，文中对叠鞘石斛的描述："总状花序直立，近顶生，疏生2~7朵花，花黄色，花瓣椭圆形，唇瓣近圆形，具有一个紫色斑块。"这与《植物名实图考》所记载的金兰相一致。由此可见，叠鞘石斛有可能在1848年左右就是作为黄草类石斛应用，其应用时间较长。1980年吉占和报道了叠鞘石斛为黄草的植物来源之一，1990年郑博仁报道了叠鞘石斛可加工成粗黄草，1999年包雪声记载黄草石斛的来源即叠鞘石斛。

　　目前而言，可加工为黄草的原植物品种较多，来源广泛，市场上甚至把一些历来不作药用的石斛属及非石斛属植物也被加工成黄草，造成了石斛市场混乱的现状，因此，有必要深入地进行石斛规范化研究，对其质量进行控制。四川省某县已对叠鞘石斛进行广泛栽培应用。近年来对叠鞘石斛的相关报道又比较少。本文成功建立了叠鞘石斛HPLC特征指纹图谱，此法可以较全面地反映叠鞘石斛内在的化学成分及其稳定性，可为叠鞘石斛的质量控制及规范石斛的药用市场提供有效依据。

一、仪器与试药

（一）仪器

　　高效液相色谱仪（岛津LC-20AT，DAD检测器）；AB204-N型精密天平（梅特勒—托利多公司）；KQ-400KDE型高功率数控超声波清洗器（频率 40 kHz、功率400 W，昆山市超声仪器有限公司）；HWS24型电热恒温水浴锅（上海一恒科技有限公司）；EYELAN-1100旋转蒸发仪（上海爱明仪器有限公司）。

（二）试药

　　10批叠鞘石斛分别编号为DQ1~DQ10，分别购于云南保山（DQ1）、贵州贵阳（DQ2）、云南昆明（DQ3、DQ5）、福建漳州（DQ4）、云南德宏（DQ6）、岭南花卉市场（DQ7~DQ10），经广州中医药大学魏刚研究员鉴定为叠鞘石斛。石斛酚（批号：111875-201202，中国食品药品检定研究院），乙腈（色谱纯，德国 Merk公司）；甲酸（色谱纯，南京

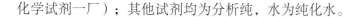

化学试剂一厂）；其他试剂均为分析纯，水为纯化水。

二、方法与结果

（一）色谱条件

色谱柱为Zorbax SB Aq（250 mm×4.6 mm，5 μm）；以乙腈为流动相A，以体积分数为0.2%的磷酸溶液为流动相B，按以下梯度进行洗脱：0~40 min为0.5%A→20%A；40~65 min为20%A→25%A；65~95 min为20%A→40%A；柱温为25 ℃；流速为1.0mL/min；检测波长为270 nm；进样量为30 μL。

（二）对照品溶液的制备

精密称取石斛酚对照品适量加甲醇配制成质量浓度为1.080 mg/mL的对照品溶液。

（三）供试品溶液的制备

取叠鞘石斛药材粉末 0.4 g，精密称定，溶解于20 mL甲醇中，超声提取60 min，放冷后过滤，药渣及滤纸剪碎同置于锥形瓶中，加80%（体积分数，下同）甲醇20 mL，超声提取60 min，放冷后滤过。合并2次滤液，减压蒸干，残渣加适量甲醇溶解于2 mL容量瓶中，加甲醇定容，混匀，即得叠鞘石斛供试品溶液。

（四）方法学考察

1.精密度试验　精密吸取同一批（批号：DQ1）叠鞘石斛供试品溶液30 μL，连续进样6次测定。以6号峰为参照峰，结果12个共有峰的相对保留时间与相对峰面积的RSD值均小于3.0%，表明仪器具有良好的精密度。

2.稳定性试验　精密吸取同一批（批号：DQ1）叠鞘石斛供试品溶液30 μL，分别在制备后0，4，8，12，24，36 h进样测定。以6号峰为参照峰，计算得12个共有峰的相对保留时间与相对峰面积 RSD值均小于3.0%，表明36 h内供试品溶液较稳定。

3.重复性试验　取同一批叠鞘石斛（批号：DQ1）样品6份，每份0.4 g，分别按上述方法制备供试品溶液，按上述色谱条件测定。以6号峰为参照峰，计算得12个共有峰的相对保留时间与相对峰面积的 RSD 值均小于3.0%，表明方法重复性良好。

（五）叠鞘石斛HPLC特征图谱的建立与分析

1.10批叠鞘石斛HPLC图谱的测定及特征峰的确定　分别精密吸取按上述方法制备的各批次叠鞘石斛供试品溶液、石斛酚对照品溶液30 μL，注入高效液相色谱仪，按照上述色谱条件测定，得到10批叠鞘石斛的 HPLC 指纹图谱，见图7-3。10批样品共确认共有峰12个，经与对照品溶液HPLC、UV 色谱图比对后，确认样品图谱中 11 号峰为石斛酚。叠鞘石斛特征图谱中主要特征峰、石斛酚的紫外光谱图见图7-4~图7-5。

2.叠鞘石斛对照指纹图谱的建立及相似度分析　将10批叠鞘石斛样品检测结果用国家药典委员会《中药色谱指纹图谱相似度评价系统软件（2004A）版》进行分析，以均数值法生成特征图谱共有模式，见图7-6。以峰高适中、分离度较好的 6 号峰为参照峰（S），其保留时间和峰面积为1，分别计算各特征共有峰的相对保留时间（R_{TR}）与相对峰面积（R_A），见表 7-1~表7-2。考虑到叠鞘石斛 HPLC 特征图谱第4号峰的峰面积所占比例较大，故分别计算了积第4号峰的峰面积、不积第4号峰的峰面积时10批叠鞘石斛与对照指纹图谱相似度，积第4号峰的峰面积时分别为 0.997，0.999，0.999，1.000，0.998，1.000，0.998，1.000，1.000，1.000，不积第4号峰的峰面积时分别为 0.946，0.963，0.959，0.967，0.944，0.967，0.846，0.964，0.986，0.983。

表7-1　10批叠鞘石斛HPLC特征图谱共有峰相对保留时间（R_{TR}）

峰号	DQ1	DQ2	DQ3	DQ4	DQ5	DQ6	DQ7	DQ8	DQ9	DQ10	均值	标准差
1	0.225	0.227	0.224	0.224	0.224	0.222	0.224	0.224	0.222	0.229	0.225	0.002
2	0.294	0.297	0.293	0.295	0.293	0.294	0.294	0.295	0.293	0.298	0.295	0.002
3	0.307	0.310	0.307	0.309	0.306	0.306	0.306	0.306	0.305	0.311	0.307	0.002
4	0.646	0.649	0.642	0.643	0.693	0.633	0.648	0.636	0.631	0.638	0.646	0.017
5	0.897	0.898	0.897	0.898	0.896	0.897	0.897	0.898	0.896	0.896	0.897	0.001
6（S）	1.000	1.000	1.000	1.000	1.000	1.000	1.000	1.000	1.000	1.000	1.000	0.000
7	1.140	1.138	1.140	1.140	1.140	1.139	1.139	1.140	1.139	1.139	1.139	0.001
8	1.158	1.155	1.157	1.157	1.158	1.156	1.156	1.157	1.158	1.156	1.157	0.001
9	1.282	1.282	1.283	1.281	1.282	1.282	1.281	1.283	1.281	1.281	1.282	0.001
10	1.425	1.425	1.429	1.422	1.427	1.423	1.424	1.427	1.425	1.424	1.425	0.002
11	2.067	2.061	2.065	2.067	2.068	2.067	2.065	2.068	2.068	2.066	2.066	0.002
12	2.294	2.288	2.292	2.293	2.297	2.294	2.295	2.296	2.296	2.294	2.294	0.003

表7-2　10批叠鞘石斛HPLC特征图谱共有峰相对峰面积（R_A）

峰号	DQ1	DQ2	DQ3	DQ4	DQ5	DQ6	DQ7	DQ8	DQ9	DQ10
1	0.495	4.984	1.069	2.171	1.439	3.601	2.184	0.819	1.670	1.360
2	0.112	0.736	0.398	0.577	0.442	0.640	0.354	0.101	0.312	0.379
3	0.111	0.643	0.219	0.227	0.138	0.165	0.526	0.209	0.424	0.122
4	20.44	83.66	17.29	49.55	17.28	65.15	66.34	23.73	39.10	32.95
5	2.850	6.272	1.458	3.143	1.238	4.275	4.002	2.039	2.781	3.268
6（S）	1.000	1.000	1.000	1.000	1.000	1.000	1.000	1.000	1.000	1.000
7	1.036	2.566	0.324	1.087	0.360	1.873	1.378	0.501	0.974	1.232
8	0.838	1.430	0.251	1.206	0.523	1.705	1.120	0.49	1.273	1.105

峰号	DQ1	DQ2	DQ3	DQ4	DQ5	DQ6	DQ7	DQ8	DQ9	DQ10
9	0.859	2.188	0.665	2.425	1.164	2.453	1.322	0.337	0.785	1.339
10	0.887	2.774	0.419	2.096	0.812	2.725	1.977	0.563	1.160	1.413
11	0.291	3.250	0.264	0.449	0.409	0.410	4.982	0.433	0.518	0.333
12	0.233	1.777	0.122	0.229	0.324	0.242	1.880	0.106	0.647	0.230

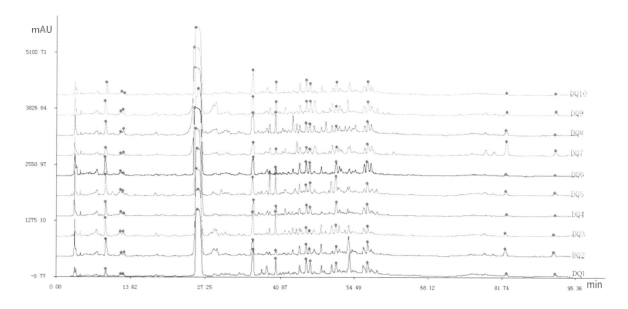

图7-3　10批叠鞘石斛HPLC特征图谱重叠图

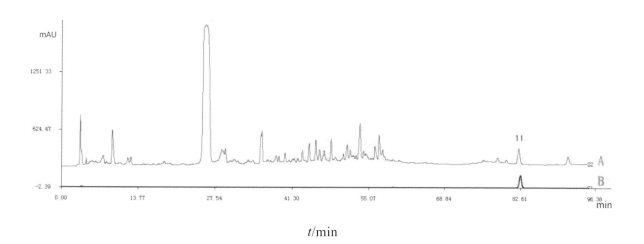

图7-4　叠鞘石斛 DQ1（A）与石斛酚对照品（B）溶液的 HPLC叠加图

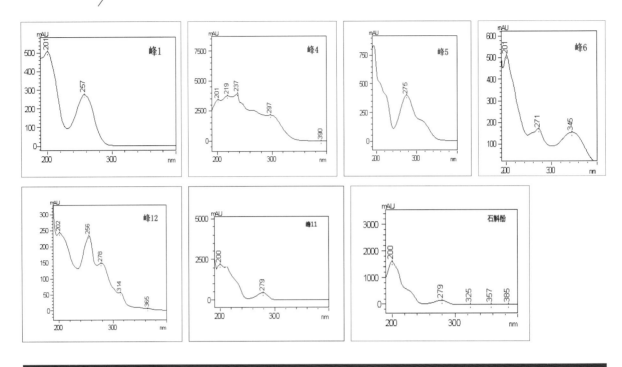

图7-5 叠鞘石斛主要共有峰、石斛酚对照品的紫外光谱图

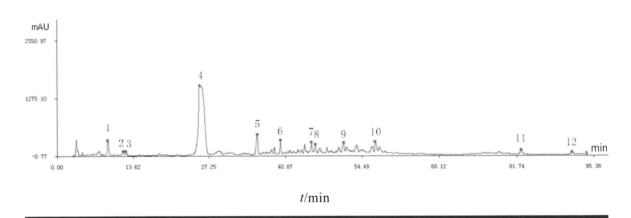

t/min

图7-6 叠鞘石斛 HPLC 特征图谱共有模式

三、讨论

本次研究的流动相尝试过乙腈—水、乙腈—0.2%（体积分数）醋酸、乙腈—0.2%（体积分数）磷酸、乙腈—0.2%（体积分数）甲酸溶液等色谱系统，结果以乙腈—0.2%（体积分数）磷酸溶液为流动相时得到的峰形分离度较好且稳定。对叠鞘石斛药材的供试品溶液在200～400 nm进行了DAD全波长扫描，发现在270 nm处各峰分离较好且强度较大。

通过对10批叠鞘石斛的特征图谱分析，共标定了12个特征峰，10批样品的相似度为

0.846~0.986。其中样品QD7的相似度为0.846,较其他批次的相似度低。叠鞘石斛的第4号峰面积占了总面积的61%,可能是其药材的主要的有效成分,具体是什么化学成分尚需进一步研究;对叠鞘石斛其他特征峰成分的确认工作亦拟在下一步展开。目前市场上加工为黄草的石斛来源品种较多,接下来拟对其他加工为黄草的石斛品种、其有效成分及药效之间存在的差异进行比较研究。

第八章 流苏石斛 特征图谱研究

第一节　流苏石斛概论

流苏石斛
Liusushihu

流苏石斛*Dendrobium fimbriatum* Hook.（*D. fimbriatum* var. *oculatum* Hook.）〔（马鞭石斛《中华人民共和国药典》2005年版）（《中华人民共和国药典》2010～2015年版）〕。

【原植物】

茎粗壮，斜立或下垂，质地硬，圆柱形或有时基部上方稍呈纺锤形，长50~100 cm，粗8~12（~20）mm，不分枝，具多数节，干后淡黄色或淡黄褐色，节间长3.5~4.8 cm，具多数纵槽。叶二列，革质，长圆形或长圆状披针形，长8~15.5 cm，宽2~3.6 cm，先端急尖，有时稍2裂，基部具紧抱于茎的革质鞘。总状花序长5~15 cm，疏生6~12朵花；花序轴较细，多少弯曲；花序柄长2~4 cm，基部被数枚套叠的鞘；鞘膜质，筒状，位于基部的最短，长约3 mm，顶端的最长，达1 cm；花苞片膜质，卵状三角形，长3~5 mm，先端锐尖；花梗和子房浅绿色，长2.5~3 cm；花金黄色，质地薄，开展，稍具香气；中萼片长圆形，长1.3~1.8 cm，宽6~8 mm，先端钝，边缘全缘，具5条脉；侧萼片卵状披针形，与中萼片等长而稍较狭，先端钝，基部歪斜，全缘，具5条脉；萼囊近圆形，长约3 mm；花瓣长圆状椭圆形，长1.2~1.9 cm，宽7~10 mm，先端钝，边缘微啮蚀状，具5条脉；唇瓣比萼片和花瓣的颜色深，近圆形，长15~20 mm，基部两侧具紫红色条

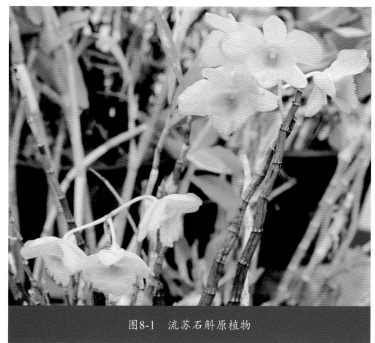

图8-1 流苏石斛原植物

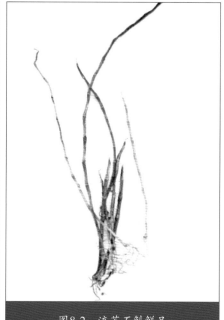

图8-2 流苏石斛鲜品

纹并且收狭为长约3 mm的爪，边缘具复流苏，唇盘具1个新月形横生的深紫色斑块，上面密布短绒毛；蕊柱黄色，长约2 mm，具长约4 mm的蕊柱足；药帽黄色，圆锥形，光滑，前端边缘具细齿。花期4~6月。（图8-1）

【产地分布】

产于广西南部至西北部，贵州南部至西南部，云南东南部至西南部。海拔600~1 700 m，生于密林中树干上或山谷阴湿岩石上。也分布于印度、尼泊尔、不丹、缅甸、泰国、越南。

【药材正名】

黄草石斛。

【别名及异名】

马鞭石斛、马鞭草（《药物出产辨》）。

【药材性状】

鲜品：茎细长、圆柱形，质地硬，不分枝，长30~150 cm，直径3~8 cm，节间长2~5 cm，表面棕黄色，有8~9条纵棱或深沟。质地疏松，易折断，断面呈纤维状。气微，味微苦。（图8-2）

【注述】

（1）流苏石斛及马鞭石斛一名虽然在历代本草中未见有记载，但马鞭石斛这一名称在20世纪30年代时已为人知，当时，有人将之称为"马鞭草"。据陈仁山《药物出产辨》中记载："马鞭草，此药有二种，产广西南宁、百色、安南东京（今越南）等处。单枝形如马鞭，又名黄草，洗净后充金钗石斛用……"据以上所述显然是指石斛属植物而言，而且是冒充金钗石斛的伪品石斛。

（2）流苏石斛广西皆称马鞭石斛，并有粗条与小条之分，是黄草石斛以外的另一种规格的石斛药材。

（3）广西产马鞭石斛来源有3种植物，即：流苏石斛、叠鞘石斛及细叶石斛。除以上3种外，后又增加了束花石斛。

（4）据商品情况来看：《中华人民共和国药典》将流苏石斛与石斛共同收载于石斛名下，但是现在流苏石斛市场上的药材饮片似已少见，主要是作为枫斗的加工原料，名为小马鞭枫斗。

（5）关于学名问题，笔者认为应以本书学名为准。

第二节　流苏石斛与其他黄草类石斛 HPLC 特征图谱的比较研究

石斛始载于《神农本草经》，并列为上品，谓："味甘、平，无毒。主伤中，除痹，下气，补五脏虚劳，羸瘦，强阴。久服厚肠胃，轻身延年。"商品石斛干货包括环草、黄草、耳环石斛（枫斗）等，黄草包括流苏石斛和束花石斛。陈仁山在《药物出产辨》中记载马鞭草分2种，广西主要指流苏石斛，在广东主要指束花石斛。20世纪80年代沙文兰报道了黄草原植物主要来自束花、罗河、兜唇、钩状石斛等7种石斛；90年代，马国祥等报道西双版纳产的黄草的规格有细、粗、扁、小瓜黄草4种，包括细茎、齿瓣、迭鞘、密花、报春、玫瑰、流苏、金钗、大苞鞘、杯鞘、短棒、鼓槌石斛等。黄草的植物来源繁多，很难从其外在性状鉴别出来，故需加强其鉴别研究。陈志辉已对不同产地的金钗石斛进行HPLC特征图谱研究，罗明对束花石斛进行了HPLC特征图谱研究。本研究在课题组前期研究的基础上，进行了流苏石斛HPLC特征图谱的研究，并对其中典型的黄草类石斛（金钗、流苏、叠鞘石斛）进行特征图谱的比较研究，以期对石斛属植物黄草类石斛的质量标准建立及市场的规范化提供参考依据。

一、材料

（一）药品及试剂

采集鲜品流苏石斛，编号为：LS1~LS10，其中3批云南产鲜品流苏石斛分别购于云南昆明（LS1）、云南保山（LS2）、云南丘北（LS9），4批广东产鲜品流苏石斛分别购于广东广州（LS3、LS7）、广东梅州（LS5、LS6），2批福建产鲜品流苏石斛分别购于福建漳州（LS4、LS8），1批广西产鲜品流苏石斛购于广西南宁（LS10），金钗石斛分别购于贵州赤水（CS1）、云南普洱（YN1），叠鞘石斛（DQ1）购于云南保山，经广州中医药大学新药开发研究中心魏刚研究员鉴定，分别为流苏石斛*Dendrobium fimbriatum* Hook.，金钗石斛*Dendrobium* *nobile* Lindl.，叠鞘石斛*Dendrobium aurantiacum* Rchb.f.var. *denneanum*（Kerr）Z.H.Tsi.。取以上收集的鲜品石斛药材，除去根、叶和泥沙，用开水略烫，除净叶鞘，将其剪碎后，在60 ℃的电热鼓风干燥箱下烘干，打粉，过60目筛，备用。石斛酚对照品，批号：111875-201202，中国药品检定研究院；乙腈：色谱纯，德国Merk公司；水：纯净水；其他试剂为分析纯。

（二）仪器LC-高效液相色谱仪

包括DAD检测器、LC-20AT泵、DGU-12在线脱气机，日本岛津公司；Mettler Toledo AB204-N型精密电子天平，瑞士梅特勒—托利多公司；KQ-400KDE型高功率数控超声波清洗器，昆山市超声仪器有限公司；HWS24型电热恒温水浴锅，上海一恒科技有限公司；EYELAN-1100旋转蒸发仪，上海爱明仪器有限公司；电热鼓风干燥箱，上海一恒科技有限公司。

二、方法与结果

（一）流苏石斛HPLC特征图谱的建立

1.色谱条件　采用ZORBAX SB Aq色谱柱（250 mm×4.6 mm，5 μm）；以乙腈为流动相A，以体积分数为0.2%的磷酸溶液为流动相B，按以下梯度进行洗脱：0~40 min为0.5%A→8%A，40~60 min为8%A→12%A，60~70 min为12% A→15%A；柱温为25 ℃；流速为1.0 mL/min；检测波长为270 nm。

2.供试品溶液制备　取本品粉末1.0 g，精密称定，置具塞锥形瓶中，加甲醇40 mL，超声处理1h，取出、放冷、滤过，药渣及滤纸剪碎同置于锥形瓶中，继续加80%甲醇40 mL，超声处理1h，取出、放冷、滤过，合并滤液，减压蒸干，残渣加甲醇定容至2 mL容量瓶中，摇匀，即得流苏石斛供试品溶液。

3.方法学考察

（1）精密度试验　精密吸取同一批次流苏石斛供试品溶液30 μL，连续进样6次。将获得的色谱图导入相似度软件，平均数法计算样品相似度均大于0.99，表明仪器的精密度良好。

（2）稳定性试验　精密吸取同一批次流苏石斛供试品溶液30 μL，分别在0，4，8，12，16，24 h进样分析，将获得的色谱图导入相似度软件，平均数法计算样品相似度均大于0.99，表明供试品溶液在考察的时间范围24 h内具有较良好的稳定性。

（3）重复性试验　取同一批流苏石斛样品6份，分别制备供试品溶液，精密吸取流苏石斛各供试品溶液30 μL进样分析。将获得的色谱图导入相似度软件，平均数法计算样品相似度均大于0.99，表明重复性良好。

4.样品检测　精密吸取叠鞘石斛供试品溶液30 μL，按色谱条件进样分析。

5.特征图谱的建立与分析

（1）共有峰的确定　根据10批流苏石斛供试品溶液的测定结果，共标示出9个特征共有峰，以峰8为参照峰（S）分别计算各特征共有峰相对保留时间（R_{TR}）与相对峰面积（R_A）。表8-1。

表8-1　流苏石斛HPLC特征图谱共有峰的相对保留时间与相对峰面积

峰号	R_{TR}（均值±标准差）	R_A										
		LS1	LS2	LS3	LS4	LS5	LS6	LS7	LS8	LS9	LS10	（均值±标准差）
1	0.161±0.003	0.781	0.659	0.728	0.761	0.553	0.684	0.587	0.738	0.683	1.369	0.722±0.173
2	0.222±0.003	0.241	0.088	0.182	0.205	0.295	0.204	0.365	0.251	0.404	0.149	0.243±0.094
3	0.235±0.003	0.199	0.134	0.262	0.17	0.152	0.066	0.096	0.085	0.173	0.342	0.159±0.073
4	0.381±0.002	0.446	0.393	0.381	0.286	0.253	0.581	0.087	0.085	0.107	0.25	0.289±0.166
5	0.394±0.003	0.094	0.124	0.28	0.126	0.155	0.056	0.291	0.333	0.418	0.067	0.201±0.122
6	0.66±0.001	0.872	0.841	0.988	0.955	0.671	3.119	0.727	0.583	0.298	2.116	1.064±0.814
7	0.97±0.002	0.689	0.115	0.416	0.213	0.469	0.614	0.457	0.328	0.274	0.314	0.393±0.176
8（S）	1.000	1.000	1.000	1.000	1.000	1.000	1.000	1.000	1.000	1.000	1.000	1.000
9	1.133±0.004	1.567	0.828	1.109	0.867	0.742	1.097	0.742	0.873	0.648	1.147	0.952±0.269

（2）相似度分析　采用国家药典委员会中药色谱指纹图谱相似度评价系统软件（2004A版），以平均数法生成特征图谱共有模式，计算LS1~LS10与共有模式的相似度分别为0.960，0.980，0.992，0.992，0.990，0.837，0.987，0.983，0.935，0.925。见图8-3～图8-4。

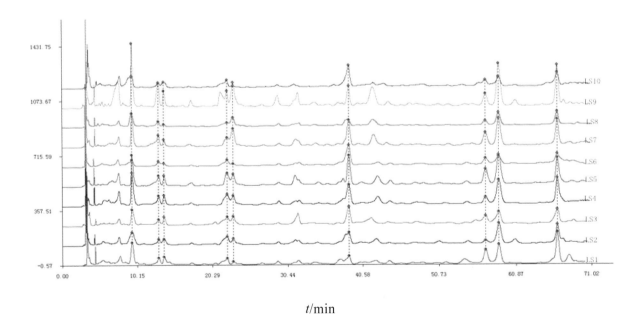

t/min

图8-3　10批流苏石斛HPLC特征图谱重叠图

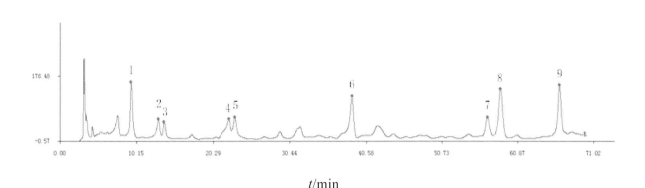

t/min

图8-4　流苏石斛HPLC特征图谱共有模式

（二）黄草类石斛（金钗石斛、流苏石斛、叠鞘石斛）HPLC特征图谱的比较

1.色谱条件　采用Zorbax SB-Aq色谱柱，流动相为乙腈- 0.2%甲酸溶液，梯度洗脱：0~40 min为乙腈0.5%→10%，40~100 min乙腈为10%→16%，100~140 min乙腈为16%→23%，140~200 min乙腈为23%→40%；检测波长为270 nm；柱温为30℃；流速为1.0 mL/min；进样量为10 μL。

2.供试品溶液制备　分别精密称定各药材粉末各0.4 g，加甲醇20 mL，超声处理60 min，取出、放冷、滤过，药渣及滤纸剪碎同置于锥形瓶中，再加80%甲醇20 mL，超声处理60 min，取出、放冷、滤过。合并滤液，减压蒸干，残渣加甲醇并定容至2 mL量瓶中，摇匀，即得相应的供试品溶液。

3.样品检测　分别精密吸取贵州赤水、云南产金钗石斛供试品溶液10 μL，流苏、叠鞘石斛供试品溶液30 μL，按色谱条件进样分析。见图8-5。

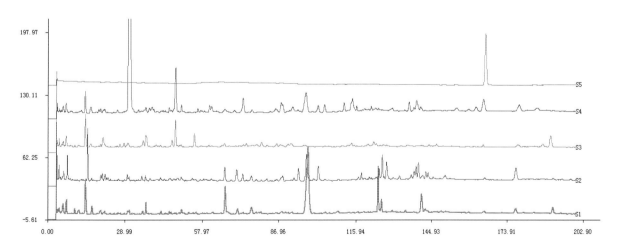

S1：贵州赤水产金钗石斛（CS1）；S2：云南产金钗石斛（YN1）；S3：流苏石斛（LS1）；S4：叠鞘石斛（DQ1）；S5：石斛酚对照品

图8-5　金钗、流苏、叠鞘石斛HPLC特征图谱比较

4.相似度分析　采用国家药典委员会中药色谱指纹图谱相似度评价系统软件（2004A版），以流苏石斛为对照图谱，计算流苏石斛（LS1）与贵州赤水产金钗石斛（CS1）、云南产金钗石斛（YN1）、叠鞘石斛（DQ1）的相似度分别为0.106，0.149，0.007。金钗石斛主要特征峰保留时间在60~150 min；流苏石斛主要特征峰保留时间在8~60 min，主峰较少，峰面积不大；叠鞘石斛主要特征峰比较分散，以保留时间为32.33 min时的峰面积最大，约占61%；保留时间为167.30 min时的峰是石斛酚，且相对峰面积均大于金钗石斛和流苏石斛，确定为其特征峰，与杨莉研究中石斛酚在叠鞘石斛中含量较高相符。

三、讨论

目前可加工为黄草的原植物来源广泛，市场上甚至把一些历来不作药用的石斛属及非石斛属植物也加工成黄草，造成了石斛市场混乱的现状。

本研究通过对10批流苏石斛的特征图谱分析，共标定了9个特征峰，10批样品的相似度为0.837~0.992。其中样品LS6的相似度为0.837，较其他批次的相似度低。

本研究也对金钗石斛、流苏石斛、叠鞘石斛进行了HPLC特征图谱的比较，发现3种石斛的相似度较低，其主要色谱峰的数目、峰形等都存在较大差异，提示3种石斛所含化学成分存在较大差异。通过与石斛酚对照品的保留时间及紫外光谱比较，金钗、流苏、叠鞘石斛都检测出含有石斛酚化学成分，但金钗石斛、流苏石斛中石斛酚含量甚微，叠鞘石斛中石斛酚含量相对较高。综上，本研究采用HPLC特征图谱获取其化学成分信息，完成了对金钗石斛、流苏石斛、叠鞘石斛多种成分的整体相关质量评价。

第九章

兜唇石斛 特征图谱研究

第一节　兜唇石斛概论

兜唇石斛
Douchunshihu

兜唇石斛*Dendrobium aphyllum*（Roxb.）C. E. C. Fisch.［无叶石斛（《云南中药志》）、"大光节"（浙江药农）］。

【原植物】

茎下垂，肉质，细圆柱形，长30~60（~90）cm，粗4~7（~10）mm，不分枝，具多数节，节间长2~3.5 cm。叶纸质，二列互生于整个茎上，披针形或卵状披针形，长6~8 cm，宽2~3 cm。先端渐尖，基部具鞘；叶鞘纸质，干后浅白色，鞘口呈杯状张开。总状花序几乎无花序轴，每1~3朵花为一束，从落了叶或具叶的老茎上发出；花序柄长2~5 mm，基部被3~4枚鞘；鞘膜质，长2~3 mm；花苞片浅白色，膜质，卵形，长约3 mm，先端急尖；花梗和子房暗褐色带绿色，长2~2.5 cm；花开展，下垂；萼片和花瓣白色带淡紫红色或浅紫红色的上部或有时全体淡紫红色；中萼片近披针形，长2.3 cm，宽5~6 mm，先端近锐尖，具5条脉；侧萼片相似于中萼片而等大，先端急尖，具5条脉，基部歪斜；萼囊狭圆锥形，长约5 mm，末端钝；花瓣椭圆形，长2.3 cm，宽9~10 mm，先端钝，全缘，具5条脉；唇瓣宽倒卵形或近圆形，长、宽约2.5 cm，两侧向上围抱蕊柱而形成喇叭状，基部两侧具紫红色条纹并且收狭为短爪，中部以上部分为淡黄色，中部以下部分浅粉红色，边缘具不整齐的细齿，两面密布短柔毛；蕊柱

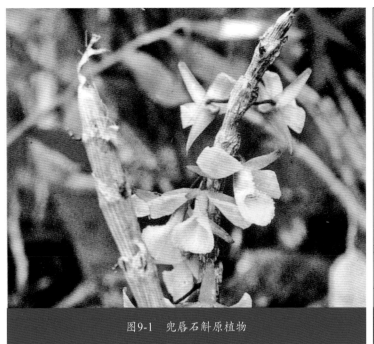

图9-1　兜唇石斛原植物

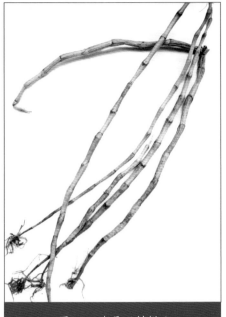

图9-2　兜唇石斛鲜品

白色，其前面两侧具红色条纹，长约3 mm；药帽白色，近圆锥状，顶端稍凹缺，密布细乳突状毛，前端边缘宽凹缺。蒴果狭倒卵形，长约4 cm，粗1.2 cm，具长1~1.5 cm的柄。花期3~4月。（图9-1）

【产地分布】

产于广西西北部，贵州西南部，云南东南部至西部。生于海拔400~1500 m的疏林中树干上或山谷岩石上。也分布于印度、尼泊尔、不丹、缅甸、老挝、越南、马来西亚。

【药材性状】

鲜品：茎下垂，肉质，细圆柱形，长30~60（~90）cm，粗4~7（~10）mm，不分枝，具多数节，节间长2~3.5 cm。味微苦，黏液少。（图9-2）

【注述】

兜唇石斛历代本草中未见有供药用的记载。20世纪80年代云南将本种加工为黄草石斛。 浙江药农有将本种植物的茎加工成枫斗，为"紫皮枫斗"的一种，称"大光节"，但本种植物的茎较齿瓣石斛为粗，其产品枫斗也较"紫皮枫斗"为粗大。

第二节　兜唇石斛 HPLC 特征图谱研究

石斛来源于兰科石斛属多种植物的新鲜或干燥茎，是我国使用历史悠久的名贵中药材。
兜唇石斛是兰科植物兜唇石斛的干燥茎，为市场上流通的石斛品种之一。研究表明，石斛主要含有联苄、菲类、芴酮、黄酮等酚类成分，但是不同种植物的成分类型差异较大。在对兜唇石斛初步化学成分研究中发现，其化学成分类型与以往《中华人民共和国药典》收载品种的化学成分相似，都含有联苄类、菲类、黄酮类等酚类成分。因此，兜唇石斛作为石斛药材的流通品种之一是可行的，其中主要含有联苄类物质，化合物4,4′-二羟基-3,3′,5-三甲氧基联苄是主要成分，其具有抗癌活性。兜唇石斛茎中含有的三种多糖具有增强免疫作用，能使ICR纯系小鼠脾重量、胸腺重量增加，抗体细胞数明显增多，T细胞和B细胞显著增殖。另外，兜唇石斛的水提物具有清除活性氧的作用。

中国及许多亚洲国家一直将兜唇石斛的茎用作名贵枫斗的原料之一，兜唇石斛所加工成的枫斗（俗称水草枫斗）与"铁皮枫斗""紫皮枫斗"等珍贵品种都呈现相同的螺旋状外形，但在质量、效果和价格方面却大相径庭。由于石斛属植物茎的形态非常相似，依靠经典的鉴别方法仍难以准确地进行种间鉴别。采用rDNA ITS序列数据库可完成铁皮石斛、齿瓣石斛、兜唇石斛等多种鲜品（无花、无叶状态下）的鉴别，但绝大多数药检部门尚不具备DNA测序条件，依靠DNA序列技术分析鉴别石斛种类的实用性受到很大限制。本研究建立兜唇石斛HPLC特征图谱，为兜唇石斛的质量控制提供依据。

一、仪器与试药

高效液相色谱仪（Agilent，HP 1200），光二极管阵列检测器（Agilent）。10批兜唇石斛枫斗（编号S1～S10）为市售样品，由广州市清平药材市场、广州市药材公司采芝林北京路店、健民药店北京路店、同仁堂药店等提供，1批兜唇石斛鲜品（编号S11）由广州市清平药材市场提供，经广州中医药大学第一附属医院黄月纯主任中药师鉴定系兜唇石斛的干燥茎或新鲜茎。乙腈为色谱纯，其他试剂为分析纯，水为纯化水。

二、方法与结果

（一）色谱条件

色谱柱为Zorbax SB C$_{18}$；流动相为乙腈（A）—体积分数为0.1%的甲酸溶液（B），梯度洗脱：0～40 min乙腈由0.5%→10%；40～80 min乙腈由10%→15%；80～150 min乙腈由15%→45%；150～155 min乙腈为45%→0.5%；检测波长为270 nm；柱温为35 ℃；流速为1.0 mL/min。

（二）供试品溶液的制备

取兜唇石斛枫斗粉末，精密称取0.5 g，加入80%甲醇25 mL，超声处理40 min，取出，放冷至室温，滤过，药渣及滤纸剪碎同置于烧瓶中，加入80%甲醇25 mL，超声处理40 min，取出，放冷至室温，滤过，合并两次滤液，减压蒸干，残渣用石油醚（60~90 ℃）浸泡两次，每次5 mL（浸泡约2 min），倾去石油醚液，残渣加80%甲醇使溶解，置2 mL容量瓶中，加80%甲醇至刻度，摇匀，即得兜唇石斛供试品溶液。另精密称取兜唇石斛鲜品粉末4.0 g，加适量硅藻土使分散，同法制成鲜品供试品溶液。

（三）方法学考察

1.精密度试验　取兜唇石斛供试品溶液10 μL，连续进样6次。结果42个共有峰的相对保留时间与相对峰面积的RSD值均小于3.0%，表明精密度良好。

2.稳定性试验　取兜唇石斛供试品溶液10 μL，分别在0，2.5，5，10，25 h进样。结果42个共有峰的相对保留时间与相对峰面积的RSD值均小于3.0%，表明24 h内供试品溶液稳定性较好。

3.重复性试验　取同一批样品6份，分别制备供试品溶液，进样分析。结果42个共有峰的相对保留时间与相对峰面积的RSD值均小于3.0%，表明重复性良好。

（四）样品检测

精密吸收供试品溶液10 μL，依法进样分析。

（五）特征图谱的建立与分析

1.共有峰的确定　根据以上10批样品分析结果，兜唇石斛枫斗的HPLC色谱均主要有42个共有峰，以峰8为参照峰分别计算各共有峰的相对保留时间与相对峰面积，结果见表9-1。

表9-1　兜唇石斛枫斗HPLC特征图谱分析

峰号	R_{TR}	R_A									
		S1	S2	S3	S4	S5	S6	S7	S8	S9	S10
1	0.196±0.024	0.103	0.158	0.070	0.138	0.093	0.063	0.106	0.072	0.120	0.031
2	0.280±0.018	0.017	0.035	0.037	0.037	0.052	0.036	0.029	0.017	0.034	0.018
3	0.355±0.023	0.124	0.207	0.179	0.159	0.198	0.062	0.137	0.104	0.161	0.034
4	0.617±0.012	0.154	0.214	0.173	0.174	0.163	0.166	0.147	0.084	0.163	0.043
5	0.637±0.014	0.117	0.206	0.208	0.133	0.121	0.103	0.057	0.047	0.198	0.010
6	0.791±0.025	0.030	0.044	0.040	0.036	0.033	0.016	0.038	0.018	0.038	0.011
7	0.864±0.015	0.036	0.054	0.052	0.066	0.033	0.025	0.058	0.025	0.048	0.006
8 (S)	1.000	1.000	1.000	1.000	1.000	1.000	1.000	1.000	1.000	1.000	1.000
9	1.163±0.024	0.170	0.151	0.165	0.225	0.184	0.115	0.174	0.225	0.175	0.115
10	1.253±0.033	0.065	0.124	0.121	0.152	0.095	0.102	0.152	0.032	0.130	0.031
11	1.433±0.079	0.205	0.278	0.390	0.407	0.286	0.137	0.080	0.121	0.376	0.094
12	1.693±0.104	0.040	0.037	0.081	0.048	0.033	0.032	0.040	0.010	0.068	0.027
13	1.788±0.114	0.016	0.020	0.023	0.030	0.018	0.014	0.015	0.007	0.020	0.025
14	1.870±0.098	0.030	0.030	0.031	0.039	0.031	0.011	0.027	0.009	0.041	0.017
15	1.983±0.130	0.024	0.045	0.029	0.029	0.015	0.025	0.029	0.012	0.033	0.022

续表

峰号	R_{TR}	R_A									
		S1	S2	S3	S4	S5	S6	S7	S8	S9	S10
16	2.216±0.012	0.037	0.034	0.052	0.050	0.028	0.012	0.033	0.008	0.057	0.038
17	2.227±0.123	0.041	0.042	0.038	0.052	0.029	0.038	0.029	0.009	0.044	0.030
18	2.600±0.151	0.053	0.113	0.062	0.105	0.036	0.024	0.069	0.020	0.056	0.089
19	2.903±0.104	0.013	0.034	0.056	0.023	0.020	0.030	0.006	0.010	0.022	0.007
20	3.062±0.103	0.051	0.064	0.030	0.053	0.017	0.019	0.045	0.016	0.026	0.018
21	3.219±0.119	0.024	0.029	0.033	0.021	0.033	0.019	0.019	0.007	0.028	0.014
22	3.260±0.101	0.022	0.026	0.030	0.021	0.028	0.021	0.019	0.004	0.043	0.046
23	3.509±0.108	0.036	0.036	0.031	0.038	0.052	0.007	0.034	0.014	0.025	0.010
24	3.638±0.126	0.068	0.129	0.027	0.036	0.009	0.009	0.017	0.011	0.023	0.037
25	3.738±0.136	0.160	0.090	0.028	0.005	0.007	0.011	0.004	0.004	0.022	0.016
26	3.783±0.103	0.129	0.017	0.029	0.008	0.006	0.018	0.006	0.003	0.024	0.035
27	3.922±0.113	0.034	0.049	0.033	0.045	0.032	0.043	0.016	0.015	0.209	0.030
28	4.002±0.117	0.057	0.083	0.015	0.025	0.029	0.050	0.019	0.013	0.180	0.088
29	4.070±0.114	0.144	0.729	0.399	0.281	0.527	0.052	0.132	0.024	0.042	0.022
30	4.328±0.104	0.147	0.261	0.048	0.199	0.093	0.032	0.092	0.004	0.063	0.076
31	4.460±0.122	0.313	0.164	0.367	0.054	0.268	0.086	0.043	0.056	0.495	0.092
32	4.569±0.116	0.147	0.221	0.124	0.171	0.010	0.038	0.087	0.022	0.160	0.046
33	4.712±0.130	0.056	0.052	0.080	0.073	0.049	0.020	0.058	0.027	0.069	0.197
34	5.103±0.147	0.089	0.027	0.138	0.026	0.049	0.028	0.062	0.006	0.144	0.141
35	5.166±0.161	0.029	0.022	0.097	0.106	0.069	0.025	0.061	0.018	0.107	0.020
36	5.207±0.163	0.021	0.095	0.025	0.075	0.017	0.013	0.014	0.010	0.016	0.015
37	5.285±0.167	0.033	0.020	0.044	0.027	0.046	0.024	0.025	0.009	0.042	0.016
38	5.330±0.166	0.018	0.036	0.090	0.062	0.065	0.025	0.030	0.042	0.048	0.082

峰号	R_{TR}	R_A									
		S1	S2	S3	S4	S5	S6	S7	S8	S9	S10
39	5.569±0.164	0.145	0.314	0.146	0.144	0.096	0.055	0.062	0.040	0.148	0.019
40	5.683±0.170	0.116	0.296	0.584	0.314	0.274	0.115	0.346	0.028	0.603	0.136
41	5.819±0.176	0.555	0.479	0.203	0.574	0.519	0.103	0.231	0.052	0.213	0.095
42	6.072±0.185	0.571	0.266	0.166	0.352	0.202	0.049	0.157	0.045	0.132	0.173

2.相似度分析　采用国家药典委员会中药色谱指纹图谱相似度评价系统软件（2004A版），以平均数法分析，以10批兜唇石斛枫斗特征图谱生成的共有模式为对照，计算各批样品相似度，结果见表9-2。10批样品HPLC特征图谱重叠图及共有模式见图9-3~图9-4。兜唇石斛鲜品IIPLC特征图谱见图9-5。

表9-2　兜唇石斛枫斗特征图谱的相似度结果

批号	S1	S2	S3	S4	S5	S6	S7	S8	S9	S10
相似度	0.910	0.905	0.925	0.947	0.946	0.957	0.961	0.927	0.901	0.934

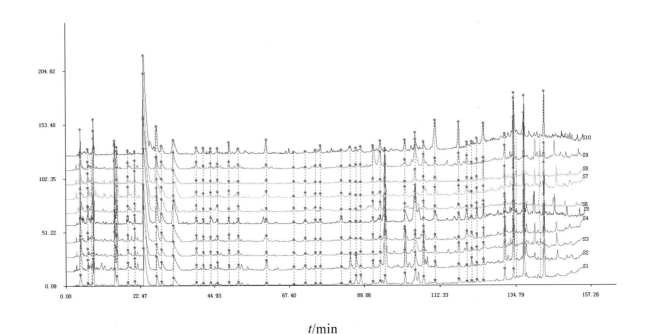

t/min

图9-3　10批兜唇石斛HPLC特征图谱重叠图

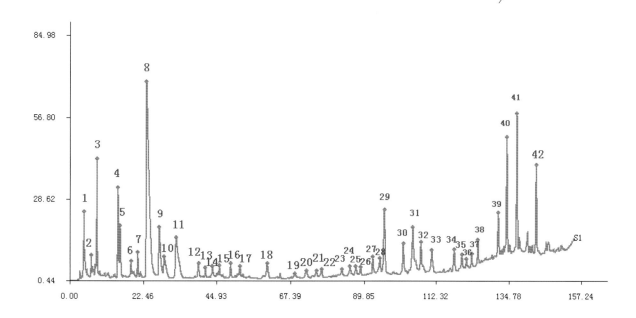

图9-4　10批兜唇石斛HPLC特征图谱共有模式

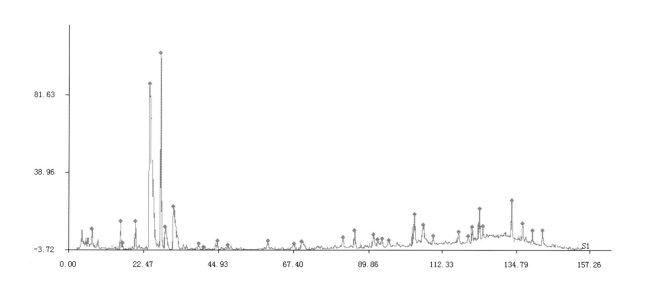

图9-5　兜唇石斛鲜品HPLC特征图谱

三、讨论

本研究通过对不同型号的 C_{18} 柱进行筛选，结果发现不同色谱柱的分离度差异较大，经试验确定了有较好分离效果的色谱柱（Zorbax SB C_{18}），流动相采用乙腈—0.1%甲酸溶液的梯度洗脱系统。供试品溶液的制备比较了甲醇、80%甲醇及60%甲醇，结果确定80%甲醇为溶媒，超声处理的方法。经比较0.25，0.5，1.0 g/mL等不同生药质量浓度的供试品溶液均能较好地检出特征图谱，但生药浓度为0.25 g/mL时，峰8~峰11的分离度最佳。兜唇石斛鲜品生药浓度在1.0~2.0 g/mL范围内较适宜。

通过10批兜唇石斛样品分析，在270 nm 检测波长下，兜唇石斛枫斗标示出42个特征共有峰，并统计各批次共有峰与总峰面积的百分比，其结果为共有峰面积百分比在92.14%~94.57%，符合《中药注射剂指纹图谱研究的技术要求（暂行）》中所规定"非共有峰总面积不得大于总峰面积的10%"的要求。10批样品的特征峰紫外光谱基本一致，表明兜唇石斛HPLC图谱具较强的特征性，10批样品的相似度为0.901~0.961。初步对兜唇石斛鲜品进行了分析，结果鲜品具有与干品基本一致的特征峰，本研究表明兜唇石斛的HPLC特征图谱较稳定，为兜唇石斛（水草枫斗或鲜品）的质量控制提供了依据。

第十章　霍山石斛、铁皮石斛等石斛近似种的比较分析

第一节　石斛近似种概论

　　从本草文献考证来看：①《名医别录》石斛"出六安山谷，水傍石上"，显示最早使用的霍山石斛其应用历史应在2000年以上；②南北朝梁·陶弘景在《神农本草经集注》中记载"今用石斛，出始兴，生石上，细实，桑灰汤沃之色如金，形似蚱蜢髀者为佳……"这里的"始兴"指当时的"始兴郡"，即今天广东的韶关地区。根据这个记载，经多年实地考察，石斛求真课题组发现生长于丹霞绝壁上的野生石斛就是铁皮石斛。可见，铁皮石斛的应用历史应在1500年以上；③明代李时珍《本草纲目》中提到"今蜀人栽之，呼为金钗花""开红花"，提示金钗石斛药材在明代已开始广泛使用；④清代吴其濬的《植物名实图考》记载了3种石斛并绘图，经鉴定第一种石斛为"细茎石斛"、第二种石斛为"金钗石斛"、第三种石斛为"叠鞘石斛"，显示叠鞘石斛在清代已有应用历史，但细茎石斛（铜皮）在江浙民间一般认为质量较铁皮石斛为次；⑤据考证，由于霍山石斛、铁皮石斛质量佳，肉质丰富，经历代采挖，资源濒于灭绝，到了清代中后期乃至民国时期，江浙人跑遍中国南部，将美花石斛（环钗、小环钗）、齿瓣石斛（紫皮）等肉质较丰富的品种也利用起来，甚至将流苏石斛（黄草）、兜唇石斛（水草）等几十种近似种也作为替代品使用，致使石斛类药材有泛滥之势，亟待厘清。

　　本书前面章节已重点针对铁皮石斛、霍山石斛（米斛）、金钗石斛、齿瓣石斛、美花石斛、叠鞘石斛、流苏石斛、兜唇石斛等开展特征图谱研究，从HPLC特征图谱来看，以上石斛基本能达到鉴别的目的；在霍山石斛进入《中华人民共和国药典》的基础研究工作中，进一步对30多种近似种开展了比较，取得满意结果。

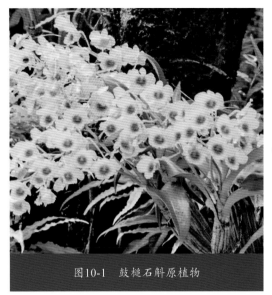

图10-1　鼓槌石斛原植物

一、鼓槌石斛

鼓槌石斛 *Dendrobium chrysotoxum* Lindl. 〔金弓石斛（《中国高等植物图鉴》）（《中华人民共和国药典》2010、2015年版）〕。

【注述】

（1）鼓槌石斛，过去未见有作药用的记载。在商品中，本种有时作大黄草，有时作小瓜黄草。

（2）通过研究，从鼓槌石斛中分离得到5种化学成分，其中3种全生药的乙醇提取物毛兰素、毛兰菲，均有不同程度抗肿瘤的活性。如果通过进一步的药理与临床研究，证实其对治疗某些肿瘤有效，与原有石斛应用效用不同，则应该作为另一种新药予以开发研究。

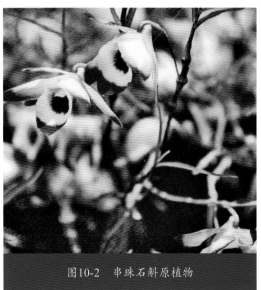

图10-2　串珠石斛原植物

二、串珠石斛

串珠石斛 *Dendrobium falconeri* Hook. 〔"米兰石斛"（浙江药农）、红鹏石斛（《台湾兰图鉴》）〕。

【注述】

串珠石斛在历代本草中未见有供药用的记载。本品主茎木质硬脆，而枝条肉质柔软，可加工细黄草；摘去枝条的主茎混入"香棍黄草"；浙江药农称：本种较长的肉质茎可用于加工枫斗产品。

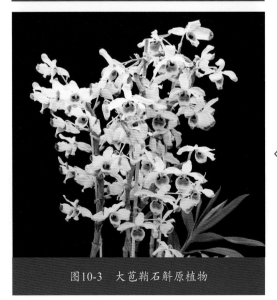

图10-3　大苞鞘石斛原植物

三、大苞鞘石斛

大苞鞘石斛 *Dendrobium wardianum* Warner. 〔（《植物分类学报》）腾冲石斛（《云南种子植物名录》）、"大石笋"（浙江药农）〕。

【注述】

本种植物历代本草未见有供药用记载。近年浙江药农将其加工成"大石笋"枫斗。

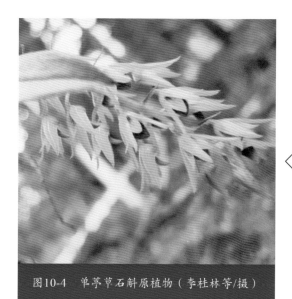

图10-4 单葶草石斛原植物（李桂林等/摄）

四、单葶草石斛

单葶草石斛 *Dendrobium porphyrochilum* Lindl.〔（中国高等植物图鉴）紫唇石斛（《云南种子植物名录》）〕。

【注述】

本种植物历代本草未有供药的记载。笔者认为其茎较草石斛为长，可以加工制作"虫草枫斗"类别的枫斗。

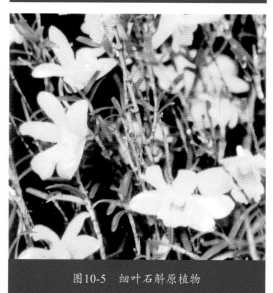

图10-5 细叶石斛原植物

五、细叶石斛

细叶石斛 *Dendrobium hancockii* Rolfe.〔"节节草"（浙江药农）〕。

【注述】

细叶石斛历代本草中未见有供药用的记载。20世纪80年代曾报道用作马鞭石斛应用。近年，细叶石斛也被用于加工生产枫斗，名"节节草"枫斗。

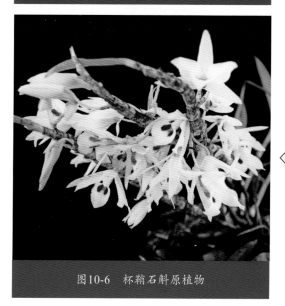

图10-6 杯鞘石斛原植物

六、杯鞘石斛

杯鞘石斛 *Dendrobium gratiosissimum* Rchb. f.（和光节）。

【注述】

杯鞘石斛历代本草均未见作石斛药用使用。浙江乐清药农将其加工成"光节"枫斗。

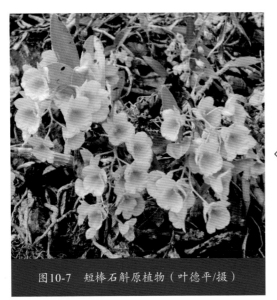

图10-7 短棒石斛原植物（叶德平/摄）

七、短棒石斛

短棒石斛*Dendrobium capillipes* Rchb.f.。

【注述】

短棒石斛在历代本草中未见有供作药用的记载。本种细的茎加工成细黄草，而棒状茎则制成小瓜黄草。

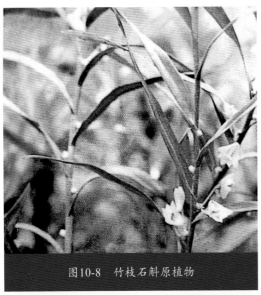

图10-8 竹枝石斛原植物

八、竹枝石斛

竹枝石斛*Dendrobium salaccense*（Bl.）Lindl.。

【注述】

本种植物历代本草未见供药用。因茎杆较硬，不宜作枫斗之用。但有时混作黄草使用。

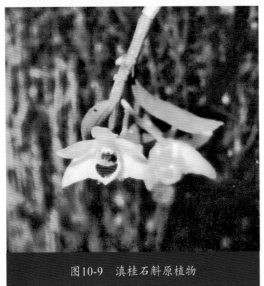

图10-9 滇桂石斛原植物

九、滇桂石斛

滇桂石斛*Dendrobium guangxiense* S. J. Cheng et C. Z. Tang.。

【注述】

滇桂石斛历代本草中未有药用记载。本种茎为纤细，在浙江乐清药农作为枫斗的原料，加工成水草枫斗。

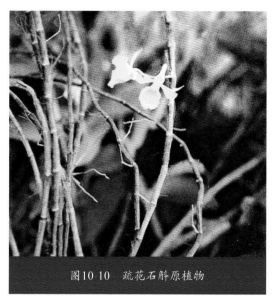

图10-10　疏花石斛原植物

十、疏花石斛

疏花石斛 Dendrobium henryi Schltr.（白平头）。

【注述】

疏花石斛历代本草中均未见有药用记载。浙江药农将其加工为"白平头枫斗"。

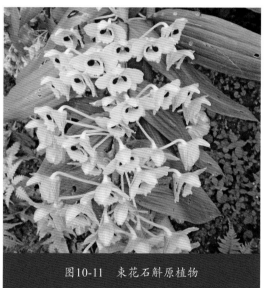

图10-11　束花石斛原植物

十一、束花石斛

束花石斛 Dendrobium chrysanthum Wall.ex Lindl.［马鞭石斛（广东）、黄草石斛（《中华人民共和国药典》1977～2000年版）、"长苦草"（浙江药农）］。

【注述】

（1）束花石斛历代本草中未见有记载。1980年有报道作鲜石斛及黄草石斛应用；《中华人民共和国药典》自1977年版起至2000年版以石斛名收载本种。从本种生长习性等来看，本种茎长而软，常下垂，颇与马鞭下垂的性状相仿。

（2）据笔者等近几年收集的枫斗样品中，发现有药农用束花石斛的茎来加工生产枫斗的情况，称之为"长苦草"枫斗。

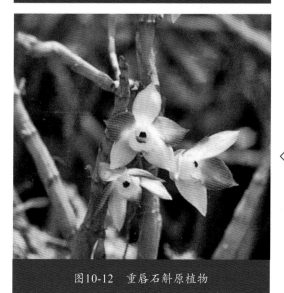

图10-12　重唇石斛原植物

十二、重唇石斛

重唇石斛 Dendrobium hercoglossum Rchb. f.（D.wangii Tso）［网脉唇石斛（《中药志》）、"爪兰"（通称）、"鸡爪兰"（浙江药农）］。

【注述】

（1）重唇石斛历代本草中未见有供药用的记载。20世纪80年代，有报道作环草石斛或扁黄草应用。

（2）浙江药农将之加工生产"鸡爪兰"枫斗。

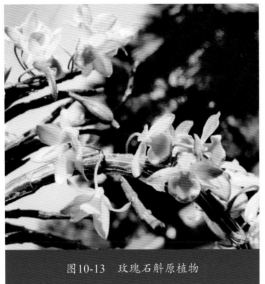

图10-13 玫瑰石斛原植物

十三、玫瑰石斛

玫瑰石斛*Dendrobium crepidatum* Lindl. et Paxt.［"长苦草""花苦草""短苦草"（浙江药农）］。

【注述】

玫瑰石斛历代本草中没有供药用的记载。20世纪80年代报道本种在云南是用于加工"粗黄草""大黄草""马鞭草""圆石斛"。浙江药农称玫瑰石斛为"苦草"，又因它们植株较矮、粗壮或其他性状的不一，又可分别称为"长苦草""短苦草""花苦草"等，均用它们加工生产相关规格的枫斗产品。

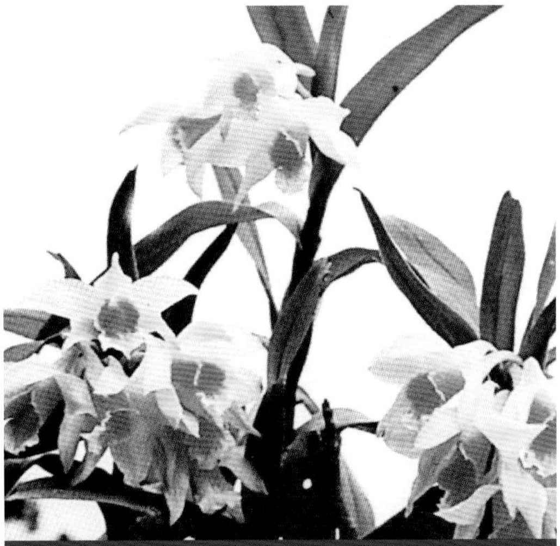

十四、翅萼石斛

翅萼石斛*Dendrobium cariniferum* Rchb.f.。

【注述】

翅萼石斛在历代本草中未见供药用的记载。这种植物肉质粗壮，最适合加工具有"龙头凤尾"规格的枫斗。

图10-14 翅萼石斛原植物

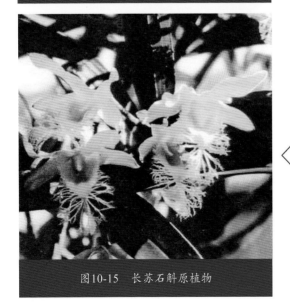

十五、长苏石斛

长苏石斛*Dendrobium brymerianum* Rchb.f.。

【注述】

长苏石斛在历代本草中，以及20世纪50年代后半个世纪的有关文献中，均未见有供药用的记载。该植物质地较硬，不适宜加工枫斗，但有可能被加工生产黄草石斛类药材。

图10-15 长苏石斛原植物

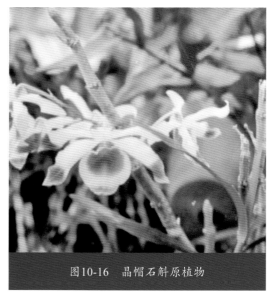

图10-16　晶帽石斛原植物

十六、晶帽石斛

晶帽石斛 *Dendrobium crystallinum* Rchb. f. ["刚节草" （浙江药农）]。

【注述】

晶帽石斛过去未见有供药用的记载。它的出现可能在20世纪80年代后期至90年代初期，云南等地主要用于加工黄草。浙江药农亦将之作为加工生产"刚节草"枫斗产品。

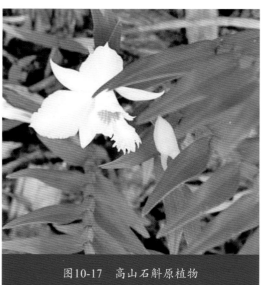

图10-17　高山石斛原植物

十七、高山石斛

高山石斛 *Dendrobium infundibulum* Lindl. （《植物分类学报》）。

【注述】

高山石斛未见有文献记载供药用，本植物分布面狭窄，仅见记录分布于西双版纳。本种的分布已扩展到云南龙陵等山区，但不排除其混在其他石斛中混用。

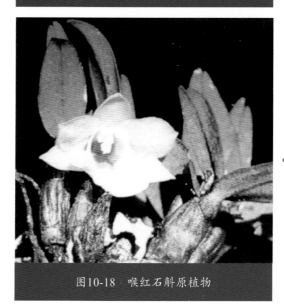

图10-18　喉红石斛原植物

十八、喉红石斛

喉红石斛 *Dendrobium christyanum* Rchb.f.。

【注述】

喉红石斛在历代本草中未见有供药用的记载，由于有较短的肉质茎，也极适合加工成枫斗。

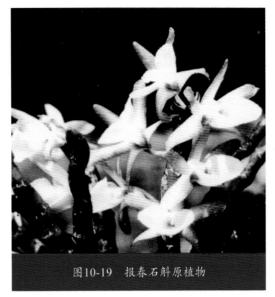

图10-19　报春石斛原植物

十九、报春石斛

报春石斛 *Dendrobium primulinum* Lindl.［"平头""红平头"（浙江药农）］。

【注述】

报春石斛过去未见供作药用。20世纪80年代发现浙江药农将之加工生产"平头""红平头"枫斗。

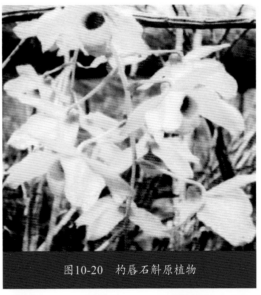

图10-20　杓唇石斛原植物

二十、杓唇石斛

杓唇石斛 *Dendrobium moschatum*（Buch.-Ham.）Sw.（《云南植物研究》）。

【注述】

本种植物历代本草未见有供药用的记载。有报道，在西双版纳进行石斛类药材药源与商品调查时发现本种，为粗黄草植物来源之一，产量较大。

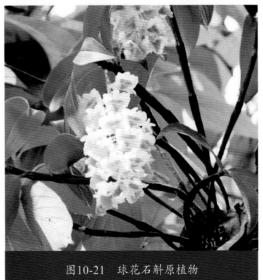

图10-21　球花石斛原植物

二十一、球花石斛

球花石斛 *Dendrobium thyrsiflorum* Rchb. f.。

【注述】

（1）球花石斛过去未见有供药用的记载。它出现于药市，可能是在20世纪80年代末及90年代初。

（2）本种植物在有的文献中常被鉴定为密花石斛 *D.densiflorum*，或者是将本种学名为后者的异名。分布于广西、云南。

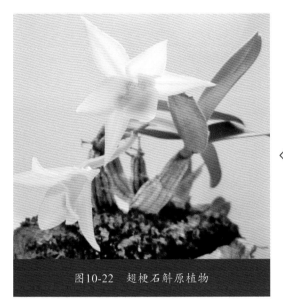

图10-22 翅梗石斛原植物

二十二、翅梗石斛

翅梗石斛 *Dendrobium trigonopus* Rchb. f.［"老麻珠"（浙江药农）］。

【注述】

翅梗石斛在历代本草中未见有供药用的记载。近年，浙江药农称之为"老麻珠"，用来加工生产"老麻珠"枫斗。

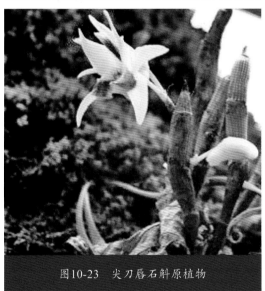

图10-23 尖刀唇石斛原植物

二十三、尖刀唇石斛

尖刀唇石斛 *Dendrobium heterocarpum* Lindl.。

【注述】

尖刀唇石斛在历代本草中未见供药用记载，这种植物肉质，适合加工成枫斗。

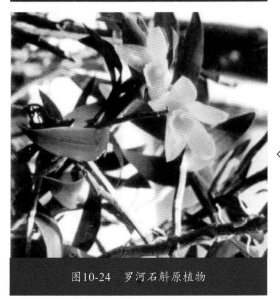

图10-24 罗河石斛原植物

二十四、罗河石斛

罗河石斛 *Dendrobium lohohense* T.Tang et F.T.Wang（《植物分类学报》）。

【注述】

罗河石斛植物历代本草未见有供药用的记载。根据报道云南加工成为中黄草或细黄草石斛。

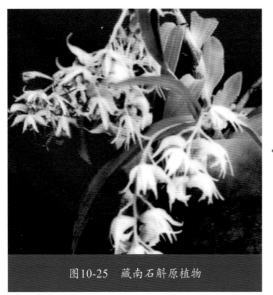

图10-25　藏南石斛原植物

二十五、藏南石斛

藏南石斛 *Dendrobium monticola* P.E.Hunt.et Summerh.［假虫草（浙江药农）］。

【注述】

藏南石斛历代本草中未见有供药用的记载。20世纪80年代浙江药农将本种植物是用于加工虫草类型枫斗的材料之一，名"假虫草"枫斗。但实际上这种枫斗历史也有若干年。

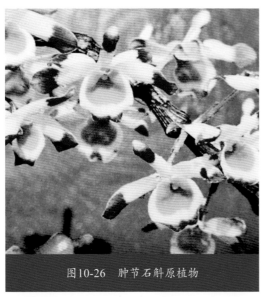

图10-26　肿节石斛原植物

二十六、肿节石斛

肿节石斛*Dendrobium pendulum* Roxb.。

【注述】

肿节石斛历代本草中未见有供药用的记载。近年，浙江药农将之加工生产"水打泡"枫斗。

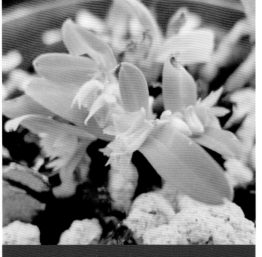

图10-27　草石斛原植物（李振坚/摄）

二十七、草石斛

草石斛*Dendrobium compactum* Rolfe ex W.Hackett［（《中国高等植物图鉴》），小密石斛（《云南种子植物名录》）］。

【注述】

本种植物历代本草未有供药用记载。笔者认为它可用于加工制作"虫草枫斗"类别的枫斗。

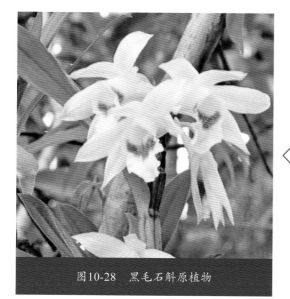

图10-28 黑毛石斛原植物

二十八、黑毛石斛

黑毛石斛 *Dendrobium williamsonii* Day et Rchb.f.〔"毛兰草"（浙江药农）〕。

【注述】

黑毛石斛历代本草中未见有供药用的记载。近年，浙江药农称之为"毛兰草"，用以加工"毛兰草"枫斗。

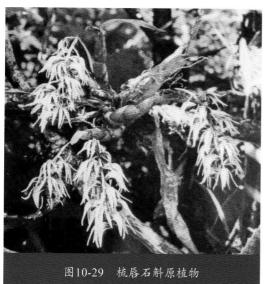

图10-29 梳唇石斛原植物

二十九、梳唇石斛

梳唇石斛 *Dendrobium strongylanthum* Rchb. f.〔"石笋""大虫草"（浙江药农）〕。

【注述】

梳唇石斛历代本草中未见有供药用的记载。20世纪80年代浙江药农称之为"大虫草""石笋"，将之加工成枫斗称"大虫草"枫斗、"石笋"枫斗，并谓：虫草含浓厚胶质，加工的枫斗质量好。这种枫斗的存在历史也较久远。

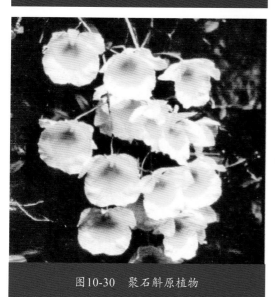

图10-30 聚石斛原植物

三十、聚石斛

聚石斛 *Dendrobium lindleyi* Steud.（*D.aggregatum* Roxb.《印度植物志》）〔鸡背石斛（《中药商品知识》）〕。

【注述】

本品为我国南方地区应用草药之一，药名为"金黄泽"。

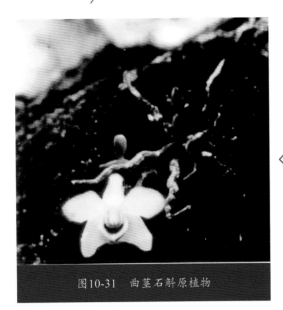

图10-31 曲茎石斛原植物

三十一、曲茎石斛

曲茎石斛 *Dendrobium flexicaule* Z.H.Tsi,S.C.Cun et L.G.Xu 花石斛（河南）

【注述】

曲茎石斛产四川、湖北、河南。历史记载将其加工成白毛枫斗、老河口枫斗、耳环石斛（枫斗）。

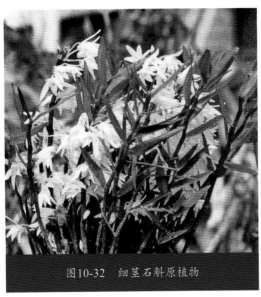

图10-32 细茎石斛原植物

三十二、细茎石斛

细茎石斛 *Dendrobium moniliforme* （L.）Sw.［铜皮石斛（木村康一）、"铜皮兰""紫皮兰""铜皮斗"（药农通称）、石斛（《中国药学大辞典》）］。

【注述】

Dendrobium moniliforme 的异名处置，此外本种还有许多异名。本种鲜品曾作铁皮石斛应用，甚至制作成枫斗混充霍斗应市。

第二节　霍山石斛与其他近似种石斛的鉴别研究

霍山石斛是石斛属植物，被称为"软黄金"，是石斛属植物中最昂贵的一种。其化学成分研究表明，霍山石斛含有多糖、黄酮、生物碱和其他化合物。然而，霍山石斛独特的生长环境（只能在霍山县生长）和缓慢的生长速度是野生霍山石斛资源稀缺和濒危的主要原因。目前，只有少量真正的霍山石斛在售。市场上销售的霍山石斛产品大多为假冒产品，或为霍山县种植的其他石斛混用品。然而，霍山石斛目前在霍山县及周边地区有一定的种植规模，为霍山石斛进入药材市场提供了必要的条件。因此，对霍山石斛质量进行系统的研究十分必要。

近年来，一些研究表明石斛黄酮类化合物可以作为质量控制的化学标志物。周春花等对浙江产铁皮石斛叶中黄酮类化合物进行了研究，发现其主要成分为黄酮类C-糖苷类化合物。另外，我们在霍山石斛中鉴定了新西兰牡荆苷Ⅱ、夏佛塔苷、异夏佛塔苷、芹菜素-6，8-二-C-阿拉伯糖苷等黄酮类化合物。因此，我们认为利用黄酮类化合物对霍山石斛进行质量控制是可能的。液相色谱—质谱联用（LC-MS）逐渐被认为是表征中药成分和代谢产物的可靠方法，而电喷雾电离多级串联质谱（ESI-MS^n）是鉴定黄酮类化合物结构的一种非常有效的技术。因此，本研究采用薄层色谱法和高效液相色谱法，对霍山石斛中的黄酮类成分与其他石斛属植物进行了初步比较，以确定不同品种石斛之间的差异。采用高效液相色谱—电喷雾电离—多级串联质谱（HPLC-ESI-MS^n）联用技术，对霍山石斛中的特征黄酮类化合物进行了鉴定，为霍山石斛的质量评价提供了可靠的方法。

实验方法与结果：

一、不同种类石斛的薄层色谱分析

为比较霍山石斛中黄酮类化合物与其他石斛属植物中黄酮类化合物的含量，本研究对乙醇—丁酮—乙酰丙酮—水（15:15:5:85）、乙醇—乙酸—丁酮—水（22:10:18:65）和乙醇—乙酸—丁酮—丙酮—水（22:10:13:5:65）三种溶剂体系进行了比较。最终采用了最佳溶剂体系乙醇—乙酸—丁酮—丙酮—水（22:10:13:5:65）作为霍山石斛黄酮类成分鉴别的薄层色谱方法。

以新西兰牡荆苷-Ⅱ、夏佛塔苷、异夏佛塔苷、异佛莱心苷、芹菜素-6-C-β-D-木糖-8-C-α-L-阿拉伯糖苷、芦丁为对照品，比较霍山石斛与其他石斛的黄酮类成分薄层色谱，结果显示，新西兰牡荆苷Ⅱ、夏佛塔苷、异夏佛塔苷等常见黄酮类成分可在霍山石斛与铁皮石斛中检出，但芹菜素-6-C-β-D-木糖-8-C-α-L-阿拉伯糖苷仅在霍山石斛中检测。通过比较霍山石斛与其他近似种石斛的薄层色谱，发现霍山石斛在薄层色谱图上显示5~7条主带且几乎所有石斛样品都显示出类黄酮类化合物的条带。尽管大多数石斛属植物都含有黄酮类化合物，但霍山石斛具

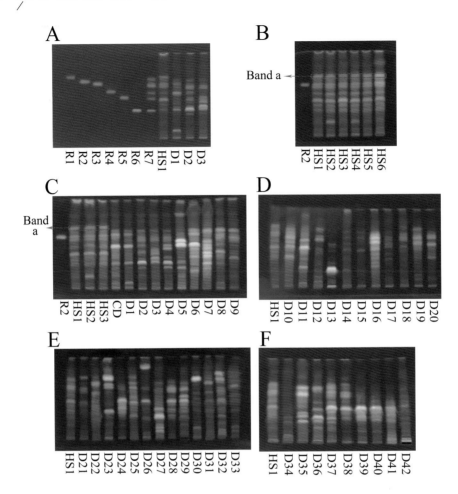

图10-32 对照品及不同种石斛属药材的薄层色谱图

有一条明显不同于其他石斛的特异性条带（a带），可用于鉴别霍山石斛与其他石斛。因此，采用高效液相色谱—电喷雾质谱联用技术（HPLC-ESI-MS^n）测定霍山石斛特征带的成分。

对照品及不同种石斛（A）、6批霍山石斛（B）及霍山石斛与其他石斛（C）~（F）的比较。对照品和石斛属药材的标记分别为：新西兰牡荆苷Ⅱ（R1），夏佛塔苷（R2），异夏佛塔苷（R3），异佛莱心苷（R4），芹菜素-6-C-β-D-木糖-8-C-α-L-阿拉伯糖苷（R5），芦丁（R6），6批霍山石斛（HS1-HS6），铁皮石斛对照药材（CD），3种种源铁皮石斛〔分别来自云南省（D1）、广东省（D2）、浙江省（D3）〕，齿瓣石斛（D4），细茎石斛（D5），2批金钗石斛〔分别来自贵州省（D6）、云南省（D7）〕，流苏石斛（D8）、鼓槌石斛(D9)，串珠石斛(D10)，大苞鞘石斛 (D11)，单葶草石斛(D12)，细叶石斛(D13)，兜唇石斛(D14)，齿瓣石斛(D15)，杯鞘石斛(D16)，短棒石斛(D17)，竹枝石斛(D18)，滇桂石斛(D19)，疏花石斛(D20)，束花石斛(D21)，重唇石斛(D22)，玫瑰石斛 (D23)，翅萼石斛(D24)，叠鞘石斛(D25)，长苏石斛(D26)，晶帽石斛(D27)，高山石斛 (D28)，喉红石斛(D29)，报春石斛(D30)，杓唇石斛(D31)，球花石斛(D32)，美花石斛(D33)，翅梗石斛(D34)，尖刀唇石斛(D35)，罗河石斛(D36)，藏南石斛(D37)，肿节石斛(D38)，草石斛(D39)，黑毛石斛(D40)，梳唇石斛(D41)，聚石斛(D42)。

二、霍山石斛与《中华人民共和国药典》其他石斛属药材的HPLC特征图谱比较

通过高效液相色谱法，比较保留时间和紫外光谱，确定了9个特征峰，其中已经被明确鉴定的有新西兰牡荆苷Ⅱ、夏佛塔苷、异夏佛塔苷、芹菜素-6，8-二-C-α-L-阿拉伯糖苷和芹菜素-6-C-α-L-阿拉伯糖-8-C-β-D-木糖苷等5个特征峰。在与《中华人民共和国药典》石斛比较时，发现新西兰牡荆苷Ⅱ可在所有样品中检出，而夏佛塔苷和异夏佛塔苷可在霍山、铁皮和流苏石斛中分别检出。霍山石斛与其他石斛属植物有一定的相似性，但差异比较明显。实验结果显示，霍山石斛的两个特异性峰（峰H5和峰H6）有助于霍山石斛与其他石斛属植物的鉴别。因此，在进一步实验中采用高效液相色谱—电喷雾质谱联用技术（HPLC-ESI-MS^n）确定了峰H5和峰H6的化合物结构。

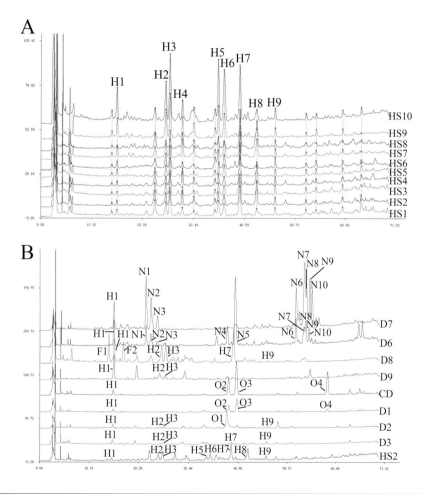

图10-33 不同种石斛的高效液相色谱图

10批霍山石斛（A），与《中华人民共和国药典》中石斛属药材（B）进行比较。石斛属药材的标记分别为：10批霍山石斛（HS1~HS10），铁皮石斛对照药材（CD），3种种源铁皮石斛〔云南（D1）、广东（D2）、浙江（D3）〕，齿瓣石斛（D4），细茎石斛（D5），2批金钗石斛〔（贵州）（D6）、云南（D7）〕，流苏石斛（D8）和鼓槌石斛（D9）。

三、霍山石斛中黄酮类化合物的鉴定

采用高效液相色谱—电喷雾质谱技术（HPLC-ESI-MS^n），以负离子模式分析霍山石斛提取物，通过比较多级质谱数据、分子量、紫外吸收和保留时间和文献数据等，鉴定了霍山石斛中22种黄酮类化合物的结构。在多级质谱数据中，〔（M-H）-60〕$^-$，〔（M-H）-90〕$^-$，〔（M-H）-120〕$^-$，〔（M-H）-90-120〕$^-$，〔M-H-120-120〕$^-$，〔（M-H）-120-CO〕$^-$和〔（M-H）-120-120-2CO〕$^-$等片段离子是黄酮类C-糖苷的特征片段离子。此外，黄酮类碳糖苷的C-键位糖都附着在C-6和/或C-8位置，且葡萄糖、木糖、阿拉伯糖和鼠李糖是主要的糖取代基。因此，可以通过比较产物光谱中离子片段的相对强度来确定糖苷键的类型及其糖基部分。在鉴定的22个化合物中，除一个化合物鉴定为二氢黄酮类化合物外，其余均为以芹菜素和金圣草黄素为苷元的黄酮单碳糖苷或黄酮二碳糖苷。

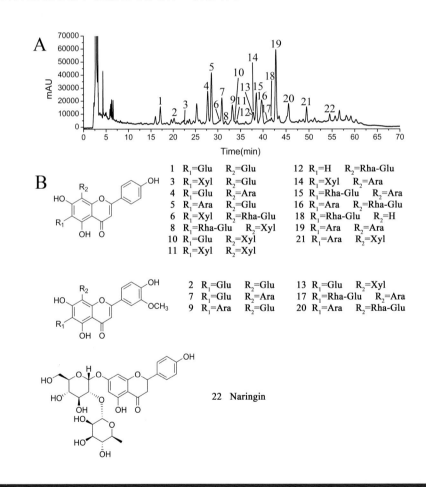

| 1 | R₁=Glu | R₂=Glu | 12 | R₁=H | R₂=Rha-Glu |

1 R$_1$=Glu R$_2$=Glu   12 R$_1$=H   R$_2$=Rha-Glu
3 R$_1$=Xyl R$_2$=Glu   14 R$_1$=Xyl   R$_2$=Ara
4 R$_1$=Glu R$_2$=Ara   15 R$_1$=Rha-Glu R$_2$=Ara
5 R$_1$=Ara R$_2$=Glu   16 R$_1$=Ara   R$_2$=Rha-Glu
6 R$_1$=Xyl R$_2$=Rha-Glu   18 R$_1$=Rha-Glu R$_2$=H
8 R$_1$=Rha-Glu R$_2$=Xyl   19 R$_1$=Ara   R$_2$=Ara
10 R$_1$=Glu R$_2$=Xyl   21 R$_1$=Ara   R$_2$=Xyl
11 R$_1$=Xyl R$_2$=Xyl

2 R$_1$=Glu R$_2$=Glu   13 R$_1$=Glu   R$_2$=Xyl
7 R$_1$=Glu R$_2$=Ara   17 R$_1$=Rha-Glu R$_2$=Ara
9 R$_1$=Ara R$_2$=Glu   20 R$_1$=Ara   R$_2$=Rha-Glu

22 Naringin

图10-34 霍山石斛中黄酮类化合物的鉴定。340 nm处霍山石斛的MS^{n}HPLC-ESI-MS^{n}紫外色谱图（A）；霍山石斛中22个化合物的化学结构（B）

质谱结果显示，化合物6，8，15和16在MS^{2}中处生成相同的分子离子 m/z 709〔m-H〕$^-$，且相对分子质量为710。这些化合物的光谱和它们结构的碎片路径如图10-35所示。首先，如图10-35所示，这些化合物显示相同的特征碎片离子 m/z 545〔（m-H）-164〕$^-$和 m/z 425〔（m-

H）-164-120］⁻，表明它们是以芹菜素苷元的化合物，且取代糖鼠李糖—葡萄糖组合。其次，特征碎片离子 *m/z* 425［（m-H）-164-120］的发现，表明鼠李糖和葡萄糖的连接方式是鼠李糖基-（1→2）-葡萄糖。最后，碎片离子 *m/z* 619［（m-H）-90］⁻和 *m/z* 649［（m-H）-60］⁻的出现，提示取代糖含有木糖或阿拉伯糖。推测化合物6，8，15和16的6-C位和8-C位的取代糖为鼠李糖基—葡萄糖、木糖或阿拉伯糖。通过与文献资料的比较，确定化合物6，8，15和16分别是芹菜素-6-C-β-D-木糖-8-C-α-L-鼠李糖基-(1→2)-β-D-葡萄糖苷,芹菜素-6-C-α-L-鼠李糖基-(1→2)-β-D-葡萄糖-8-C-β-D-木苷,芹菜素-6-C-α-L-鼠李糖基-(1→2)-β-D-葡萄糖-8-C-α-L-阿拉伯糖苷和芹菜素-6-C-α-L-阿拉伯糖-8-C-α-L-鼠李糖基-(1→2)-β-D-葡萄糖苷。

从鉴定出的化合物的结果来看，我们发现霍山石斛的两对同分异构体［夏佛塔苷和异夏佛塔苷以及芹菜素-6-C-α-L-鼠李糖基-（1→2）-β-D-葡萄糖-8-C-α-L-阿拉伯糖苷和芹菜素-6-C-α-L-阿拉伯糖-8-C-α-L-鼠李糖基-（1→2）-β-D-葡萄糖苷］的峰面积呈现相同的趋势，表现为同高同低，这可能对霍山石斛的质量评价和控制具有一定意义。

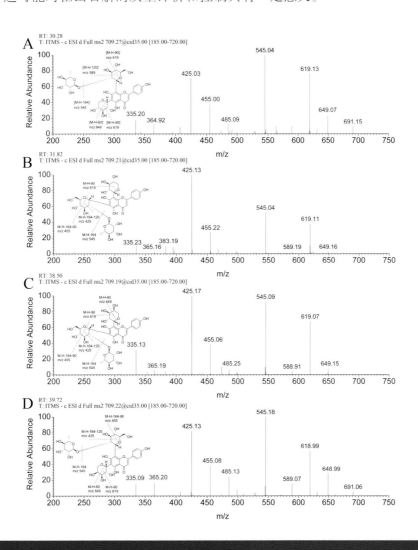

图10-35　分子离子峰为 *m/z* 709［m-H］-化合物的二级质谱图及其裂解方式。化合物6（A）、化合物8（B）、化合物15（C）和化合物16（D）

为鉴定霍山石斛与其他石斛不一致的薄层色谱特征带，研究中制备了10片聚酰胺薄膜并根据薄层色谱结果刮去对应的色谱带，收集10块板粉末进行提取分析。质谱结果显示，特征带产生的片段离子与化合物芹菜素-6-C-α-L-鼠李糖基-（1→2）-β-D-葡萄糖-8-C-α-L-阿拉伯糖苷一致。结合HPLC特征图谱结果和质谱结果分析，确定特征带对应于霍山石斛色谱图中的峰H5。同时，研究结果也表明，相对分子质量为710的化合物是霍山石斛的特征性成分。

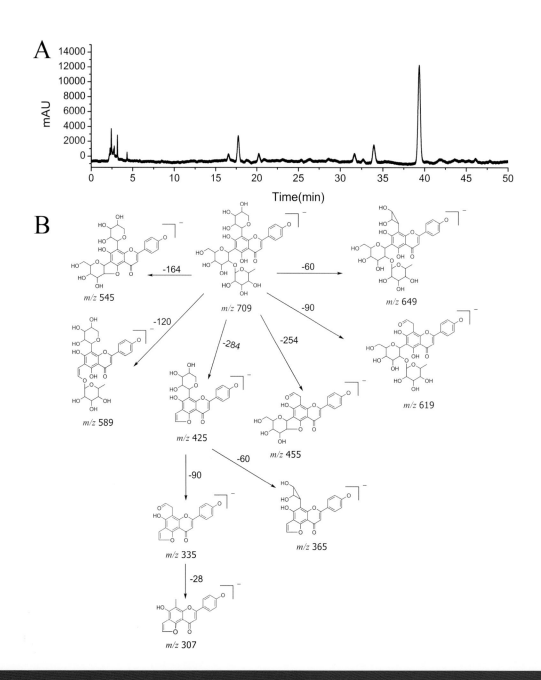

图10-36　霍山石斛薄层色谱特征带（a带）的鉴别。霍山石斛特征带（a带）富集液在340 nm（a）处的HPLCESI-MS^{n}紫外色谱图（A）和化合物芹菜素-6-C-α-L-鼠李糖基-（1→2）-β-D-葡萄糖苷-8-C-α-L-阿拉伯糖苷（B）的裂解途径

四、总 结

试验表明三类成分在《中华人民共和国药典》及文献中记载的方法对于定性鉴别霍山石斛专属性不强。作者建立了霍山石斛黄酮类成分的薄层色谱方法，6 个批次霍山石斛均检出 7~9 个稳定的黄酮类成分主斑点，与多种近似种石斛的特征图谱均不同，具有一定专属性，与其他近似种石斛有明显的区别，且重复性强。霍山石斛特征图谱与铁皮、齿瓣、细茎、金钗、流苏、鼓槌石斛6 种近似种石斛特征图谱有一定的差异性，基本明确霍山石斛的两个特异性黄酮类特征峰。

通过 LC-MS 联用技术结合文献，鉴定了霍山石斛的黄酮类成分。从霍山石斛中鉴定出 18 个黄酮类成分，鉴定了霍山石斛 HPLC 特征图谱中的 2 个特异性特征峰，相对分子质量为710，它们分别是芹菜素-6-C-阿拉伯糖-8-C-(2″-O-鼠李糖)-葡萄糖、芹菜素-6-C-(2″-O-鼠李糖)-葡萄糖-8-C-阿拉伯糖。

本研究采用薄层色谱法和高效液相色谱法，全面系统的对霍山石斛中的黄酮类成分与其他石斛属植物进行了比较，确定了不同品种石斛之间的差异，为以黄酮成分作为霍山石斛质量评价标准奠定了研究基础。

第十一章 ▶▶▶ 石斛类药材 相关研究

第一节 铁皮石斛与霍山石斛中甘露糖、 葡萄糖及柚皮素的含量比较研究

石斛始载于《神农本草经》，称其"主伤中，除痹，下气，补五脏虚劳羸瘦，强阴，久服厚肠胃，轻身延年。生山谷。《名医别录》首载石斛"出六安水傍石上"，提示最早药用的石斛应是霍山石斛；陶弘景《本草经集注》记载"今用石斛出始兴"，提示铁皮石斛的应用历史也在1 500年以上。近年来石斛的保健功能日益受到重视，铁皮石斛因其多糖含量高，人工栽培得到较大的发展，在全国多个省区（浙江、云南、广西、广东、福建、江西等）形成了大规模的人工种植区域，2010版《中华人民共和国药典》也将其单列。霍山石斛虽然应用历史最早，但因其资源局限分布于安徽省霍山县及邻近地区，加上霍山石斛独特的生长环境要求，以及历代的大量采挖，其野生资源日趋稀少，并未纳入《中华人民共和国药典》。目前霍山石斛在安徽省霍山县及邻近地区有了一定的种植规模，对其质量开展系统研究势在必行。

现代化学成分及药理研究表明，铁皮、霍山石斛多糖类成分是石斛中含量最高的一种活性成分，具有抗肿瘤、免疫调节等药理作用。按照石斛药材传统的质量要求，"味甘，中实，嚼之粘齿，无渣者为优"的样品一般多糖含量较高。铁皮石斛因其多糖含量的优势以及与其他石斛质量的差异性，2010版和2015版《中华人民共和国药典》中含量指标包括比色法（苯酚—硫酸法）测定的总多糖含量限度以及酸水解柱前衍生高效液相色谱（HPLC）测定的甘露糖含量限度，此外还在甘露糖含量方法条件基础上规定了甘露糖及葡萄糖的峰面积比值范围的检查项目。课题组前期对霍山石斛水提醇沉法获得的粗多糖进行酸水解柱前衍生HPLC特征图谱分析发现，霍山石斛单糖主要由甘露糖与葡萄糖组成，其他单糖组成非常少，与铁皮石斛类似。本章拟进一步从甘露糖与葡萄糖含量以及峰面积比值分析的角度对这两种石斛进行比较，看其异同以及《中华人民共和国药典》铁皮

石斛项下多糖与甘露糖含量方法是否适合霍山石斛含量测定。

本课题组前期实验表明，苯酚—硫酸法测定铁皮石斛总多糖含量测定误差较大，主要影响因素除了显色误差外，还有供试品溶液制备方法造成的部分误差。而甘露糖HPLC含量测定方法则重复性较好，测定误差较小，在相同的供试品溶液及色谱方法条件下，葡萄糖的峰面积也相对较大，能达到含量测定的要求。但课题组前期还发现，药典采用乙腈—0.02 mol/L乙酸铵溶液等度洗脱的方法，葡萄糖色谱峰有时受色谱柱等色谱条件影响时容易与衍生试剂峰重叠。如采用梯度洗脱系统，葡萄糖色谱峰则能达到较好的分离度，符合含量测定要求。甘露糖与葡萄糖的含量之和接近比色法测定的总多糖含量，符合铁皮石斛多糖主要由甘露糖与葡糖糖组成的规律。因此，本研究在2015版《中华人民共和国药典》铁皮石斛甘露糖含量测定方法的基础上，优化流动相比例系统，在同一条件下同时测定甘露糖与葡萄糖的含量，通过测定多个产区40多批次铁皮石斛及10多批霍山石斛样品中甘露糖与葡萄糖的含量，分析两者含量之和是否基本能达到2015版《中华人民共和国药典》铁皮石斛总多糖的含量限度，探讨其代替总多糖含量的可行性。

除多糖作为定量指标外，国内研究者对石斛属药材中的黄酮苷元柚皮素含量也进行了一些研究。有文献报道24种石斛属植物62份样品中，有20种植物的56份样品能够检测到柚皮素，检出率90.3%；部分来源铁皮石斛中柚皮素质量分数可达到0.1 mg/g以上甚至更高；亦有报道霍山石斛中柚皮素含量比铁皮石斛的含量高。柚皮素是否可以作为铁皮石斛或霍山石斛的定量指标，两者的差异是否明显，尚待明确。因此，本研究根据文献柚皮素含量测定供试品溶液制备采用酸性溶媒或碱性溶媒可能造成差异的情况，优化供试品溶液制备方法及色谱条件，探讨柚皮素作为铁皮石斛或霍山石斛的定量指标的可行性以及他们的含量差异。

本研究对多糖含量明显较高、最贵重的2种传统石斛进行柚皮素与多糖衍生水解后单糖（甘露糖、葡萄糖）含量测定的方法优化研究，探讨铁皮石斛与霍山石斛这两类成分的内在质量差异性，为其质量控制及鉴定提供依据。

一、仪器与试药

HP1200型高效液相色谱仪（美国 Agilent 公司，DAD检测器）；LC-20AT（DAD）型高效液相色谱仪（日本岛津）；MS-204S型1/1万电子天平（瑞士Mettler Toledo公司）；HWS24型电热恒温水浴锅，DHG-9245A型电热恒温鼓风干燥箱（上海一恒科技有限公司）；TDZ4-WS离心机（长沙湘智离心机仪器有限公司）。1-苯基-3-甲基-5-吡唑啉酮（PMP）（阿拉丁试剂上海有限公司，批号A1216009）；乙腈（色谱纯，德国Merk公司）；屈臣氏蒸馏水；其余试剂均为分析纯。对照品D-葡萄糖（批号110833-201205，含量≥99%）、D-甘露糖（批号140651-200602，含量≥99%）、D-盐酸氨基葡萄糖（批号140649-201606，含量≥99%），均购自中国食品药品检定研究院；对照品柚皮素（批号MUST-12041107，纯度98%），购自成都曼思特生物科技有限公司；铁皮石斛（编号TP1~TP44）、霍山石斛（编号HS1~HS16），经广州中医药大学魏刚研究员鉴定系兰科铁皮石斛*Dendrobium officinale*；霍山石斛*D. huoshanense*的茎，样品HS1~HS16均来自安徽霍山；鲜品在60℃条件下减压干燥，备用，来源见表11-1~表11-2。

表11-1　铁皮石斛样品来源

编号	产地	编号	产地	编号	产地
TP1	广东韶关1	TP19	浙江森山	TP37	广西玉林
TP2	广东韶关2	TP20	浙江天台1	TP38	广西玉林
TP3	江西井冈山	TP21	浙江4	TP39	浙江牧歌
TP4	浙江武义1	TP22	广东韶关	TP40	浙江森山
TP5	云南德宏	TP23	广东南雄	TP41	浙江
TP6	广西容县1	TP24	广东韶关	TP42	浙江
TP7	广西桂平	TP25	广东河源	TP43	浙江
TP8	云南昆明1	TP26	江西广昌	TP44	广东韶关
TP9	云南昆明2	TP27	江西井冈山	TP45	浙江天台
TP10	浙江3	TP28	江西会昌	TP46	浙江永康
TP11	浙江温州	TP29	福建冠豸山	TP47	云南昆明
TP12	广西容县2	TP30	福建	TP48	浙江武义
TP13	云南	TP31	福建武夷山	TP49	云南
TP14	广东韶关3	TP32	湖南铁掌峰	TP50	福建冠豸山
TP15	浙江永康1	TP33	云南	TP51	福建
TP16	浙江1	TP34	云南	TP52	江西井冈山
TP17	浙江武义4	TP35	云南	TP53	江西会昌
TP18	广东韶关5	TP36	云南	TP54	江西会昌

表11-2　霍山石斛样品来源

编号	产地	编号	产地
HS1	安徽霍山	HS9	安徽霍山
HS2	安徽霍山	HS10	安徽霍山
HS3	安徽霍山	HS11	安徽霍山
HS4	安徽霍山	HS12	安徽霍山
HS5	安徽霍山	HS13	安徽霍山
HS6	安徽霍山	HS14	安徽霍山

编号	产地		编号	产地
HS7	安徽霍山		HS15	安徽霍山
HS8	安徽霍山		HS16	安徽霍山

二、方法与结果

（一）甘露糖与葡萄糖含量测定研究

1.对照品溶液的制备 取盐酸氨基葡萄糖适量，精密称定，加水制成每毫升含12 mg的溶液，作为内标溶液。分别取甘露糖、葡萄糖对照品各约8 mg，精密称定，置100 mL量瓶中，精密加入内标溶液1 mL，加适量水使溶解并稀释至刻度，摇匀。分别吸取400 μL，加0.5 mol/L的PMP甲醇溶液与0.3 mol/L的氢氧化钠溶液各400 μL，混匀，70℃水浴反应100 min。再加0.3 mol/L的盐酸溶液500 μL，混匀，用三氯甲烷洗涤3次，每次2 mL，弃去三氯甲烷液，水层即得混合对照品溶液。按相同方法取甘露糖、葡萄糖对照品各约10，12 mg得到3种不同浓度的混合对照品溶液。另外不加入甘露糖、葡萄糖、内标溶液，同法制备一份空白对照液。

2.供试品溶液的制备 取药材粉末（过三号筛）约0.12 g，精密称定，置索氏提取器中，加80%乙醇适量，加热回流提取4 h，弃去乙醇液，药渣挥干乙醇，滤纸筒拆开置于烧杯中，加水100 mL，再精密加入内标溶液2 mL，煎煮1 h并时时搅拌，放冷，加水补至约100 mL，混匀，离心，备用。吸取上述样品上清液1 mL，置安瓿瓶或顶空瓶中，加3.0 mol/L的盐酸溶液0.5 mL，封口，混匀，110℃水解60 min，放冷，用3.0 mol/L的氢氧化钠溶液调节pH值至中性，备用。吸取400 μL，加0.5 mol/L的PMP甲醇溶液与0.3 mol/L的氢氧化钠溶液各400 μL，混匀，70℃水浴反应100 min。再加0.3 mol/L的盐酸溶液500 μL，混匀，用三氯甲烷洗涤3次，每次2 mL，弃去三氯甲烷液，水层离心后，取上清液，即得。

3.色谱条件筛选 在2015版《中华人民共和国药典》铁皮石斛项下甘露糖含量测定项下色谱条件基础上进行流动相乙腈（A）—0.02 mol/L乙酸铵溶液（B）比例的筛选。采用常规流速1 mL/min；检测波长为250 nm；柱温30℃。图11-1为Kromasil 100-5 C$_{18}$色谱柱（4.6 mm×250 mm，5 μm）条件下，不同流动相比例的图谱，S1为2015版《中华人民共和国药典》项下等度洗脱方法，A为20%；S2为梯度洗脱（0~5 min，16%A，5~17 min，16%~19%A，17~30 min，19%~22%A，30~35 min，22%~26%A）；S3亦为梯度洗脱（0~45 min，15%~20%A）。结果提示采用2015版《中华人民共和国药典》项下流动相比例，PMP峰在甘露糖与内标物峰之间，但系统因其他因素影响时，有时PMP峰容易与目标峰的分离度达不到1.5的要求。而采用梯度洗脱，虽延长了目标峰保留时间，但PMP峰在前面出峰，不会对目标峰造成影响，因此采用S2的流动相系统。进一步采用另外一种色谱柱Agilent Zorbax Eclipse XDB C$_{18}$色谱柱（4.6 mm×250 mm，5 μm）验证了方法的可行性，结果见图11-2。

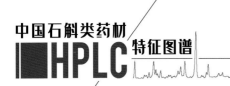

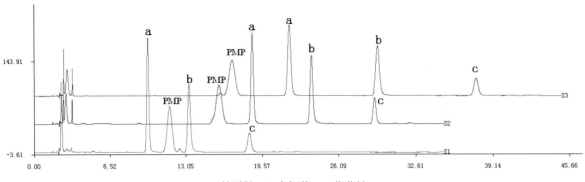

a.甘露糖；b.内标物；c.葡萄糖

图11-1　不同流动相比例的铁皮石斛HPLC图谱（Kromasil 100-5 C₁₈柱）

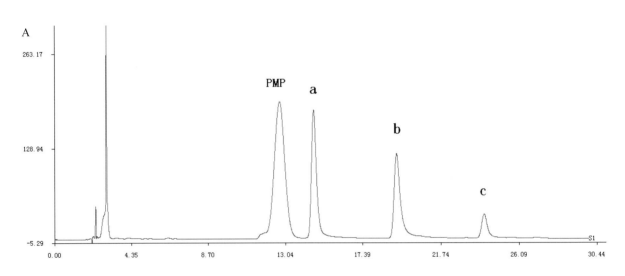

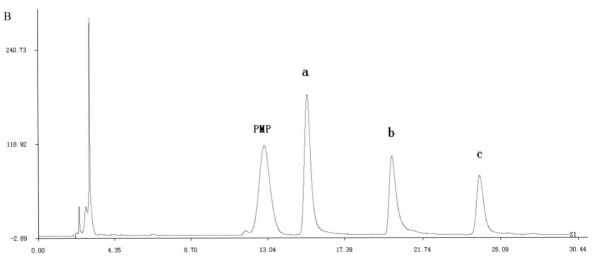

A.铁皮石斛（TP14）；B.霍山石斛（HS1）

a.甘露糖峰；b.内标物峰；c.葡萄糖峰

图11-2　不同流动相比例的铁皮石斛HPLC图谱（Kromasil 100-5 C₁₈柱）

4.校正因子的计算　分别取制备的3种浓度的甘露糖、葡萄糖混合对照品溶液各10 μL，按拟定的色谱条件，分别测定甘露糖、葡萄糖、内标物的峰面积，结果甘露糖、葡萄糖的平均校正因子分别为0.983，1.019，RSD分别为2.9%，2.9%。

5.线性关系考察　分别取甘露糖、葡萄糖对照品各30 mg，精密称定，置于10 mL量瓶中，加水稀释至刻度，制成甘露糖、葡萄糖对照品储备液（3.0 g/L）。分别利用对照品储备液制成甘露糖、葡萄糖系列对照品溶液。精密吸取各浓度甘露糖、葡萄糖对照品溶液各1 mL，分别置于10 mL量瓶中，精密加入盐酸氨基葡萄糖内标溶液（12 g/L）0.1 mL，加水稀释刻度，即得系列混合对照溶液。精密吸取上述混合对照品溶液按照对照品溶液制备方法依法操作，取上清液10 μL，注入液相色谱仪。分别以甘露糖峰面积（Am）或葡萄糖峰面积（Ag）与盐酸氨基葡萄糖内标峰面积（As）比值为纵坐标，甘露糖或葡萄糖对照品进样量（μg）为横坐标X，结果甘露糖的回归方程为Am/As =1.008 3 X - 0.020 2（r=0.999 9），在0.075~2.99 μg范围内线性关系良好；葡萄糖的回归方程为Ag/As=0.951 2 X - 0.003 1（r=0.999 9），葡萄糖在0.076~3.02 μg范围内线性关系良好。

6.精密度性试验　精密吸取同一批铁皮石斛供试品溶液（TP1）10 μL，连续进样6次，记录峰面积，结果6次检测结果甘露糖平均峰面积为2 458.9，RSD为0.2%，葡萄糖平均峰面积为881.8，RSD为0.2%，表明仪器精密度良好。

7.稳定性试验　精密吸同一批铁皮石斛供试品溶液（TP1）10 μL，按前述方法，于0，2，4，6，8，12，24 h分别进样，记录峰面积，结果甘露糖平均峰面积为2 454.6，RSD为0.2%，葡萄糖平均峰面积为881.2，RSD为0.3%，表明供试品溶液在24 h内稳定性良好。

8.重复性试验　精密吸取同一批铁皮石斛供试品溶液（TP1）10 μL，平行6份，依法进样分析，记录峰面积，结果甘露糖平均质量分数为24.44%，RSD为1.1%，葡萄糖平均含量为8.24%，RSD为2.8%，表明方法重复性良好。

9.加样回收率试验　称取6份已知含量的铁皮石斛样品（TP1），每份约0.06 g，精密称定，分别加入一定量的对照品，按供试品溶液方法制备，依法进样测定，记录峰面积，计算回收率，结果见表11-3。

表11-3　铁皮石斛中甘露糖、葡萄糖含量测定加样回收率试验结果（n=6）

成分	序号	取样量（mg）	样品量（mg）	加入量（mg）	测得量（mg）	回收率（%）	平均回收率（%）	RSD（%）
甘露糖	1	60.80	14.86	15.16	30.52	103.32	101.69	2.0
	2	60.13	14.70	15.16	30.15	101.96		
	3	61.13	14.94	15.16	30.12	100.15		
	4	59.15	14.46	15.16	30.11	103.25		
	5	60.05	14.68	15.16	30.27	102.89		
	6	61.68	15.07	15.16	30.02	98.58		

成分	序号	取样量（mg）	样品量（mg）	加入量（mg）	测得量（mg）	回收率（%）	平均回收率（%）	RSD（%）
葡萄糖	1	60.80	5.01	6.15	11.30	102.28	99.01	2.1
	2	60.13	4.95	6.15	11.00	98.29		
	3	61.13	5.04	6.15	11.14	99.25		
	4	59.15	4.87	6.15	11.01	99.74		
	5	60.05	4.95	6.15	11.00	98.41		
	6	61.68	5.08	6.15	10.99	96.09		

10.样品含量测定及峰面积比值分析　精密吸取铁皮石斛、霍山石斛供试品溶液各10 μL依法进样测定，记录甘露糖色谱峰、葡萄糖色谱峰和内标峰面积，以内标法计算各样品中甘露糖含量（$C_甘$）、葡萄糖含量（$C_葡$），并计算两者含量之和（$C_甘 + C_葡$），同时分析甘露糖与葡萄糖峰面积比值（$A_甘/A_葡$），结果见表11-4。

表11-4　铁皮石斛与霍山石斛中甘露糖、葡萄糖含量及峰面积比值

编号	$C_甘$（%）	$C_葡$（%）	$C_甘 + C_葡$（%）	$A_甘/A_葡$	编号	$C_甘$（%）	$C_葡$（%）	$C_甘 + C_葡$（%）	$A_甘/A_葡$
TP1	24.44	8.24	32.68	3.07	TP29	16.54	3.01	19.55	5.42
TP2	22.32	8.92	31.24	2.59	TP30	21.10	9.31	30.41	2.20
TP3	19.05	9.09	28.14	2.17	TP31	17.79	6.14	23.93	2.85
TP4	27.93	8.59	36.52	3.37	TP32	22.04	6.70	28.74	3.24
TP5	17.43	4.24	21.67	4.26	TP33	32.65	9.29	41.94	3.45
TP6	26.68	14.01	40.69	1.97	TP34	26.96	6.44	33.40	4.12
TP7	18.72	9.02	27.74	2.15	TP35	26.01	4.54	30.55	5.63
TP8	31.41	9.54	40.95	3.41	TP36	23.75	6.62	30.37	3.52
TP9	24.15	17.01	41.16	1.47	TP37	19.70	2.93	22.63	6.62
TP10	21.57	6.94	28.51	3.22	TP38	34.89	7.41	42.30	4.63
TP11	26.71	10.70	37.41	2.59	TP39	29.76	14.20	43.96	2.06
TP12	34.98	12.90	47.88	2.81	TP40	26.05	4.38	30.43	5.79

编号	$C_甘$（%）	$C_葡$（%）	$C_甘+C_葡$（%）	$A_甘/A_葡$	编号	$C_甘$（%）	$C_葡$（%）	$C_甘+C_葡$（%）	$A_甘/A_葡$
TP13	36.19	18.39	54.58	2.04	TP41	27.12	7.64	34.76	3.49
TP14	25.31	7.86	33.17	3.34	TP42	20.64	5.60	26.24	3.58
TP15	17.69	7.03	24.72	2.61	TP43	25.55	14.02	39.57	1.77
TP16	32.60	6.65	39.25	5.09					
TP17	15.97	3.26	19.23	5.08	HS1	21.59	6.64	28.23	3.69
TP18	36.40	3.38	39.78	3.38	HS2	23.01	10.51	33.52	2.47
TP19	20.82	9.22	30.04	2.34	HS3	23.38	11.64	35.02	2.28
TP20	20.20	7.24	27.44	2.89	HS4	16.08	9.65	25.73	1.90
TP21	12.75	9.47	22.22	1.40	HS5	23.79	12.15	35.94	2.24
TP22	28.00	9.57	37.57	2.85	HS6	23.38	14.05	37.44	1.88
TP23	18.02	9.78	27.80	1.79	HS7	24.40	12.34	36.74	2.25
TP24	22.42	6.60	29.02	3.34	HS8	23.76	11.90	35.66	2.32
TP25	24.94	6.87	31.81	3.57	HS9	29.47	14.90	44.37	2.29
TP26	22.29	8.40	30.69	2.61	HS10	20.31	7.10	27.41	3.23
TP27	28.84	7.23	36.07	3.92	HS11	23.82	11.58	35.40	2.06
TP28	29.21	7.75	36.96	3.70	HS13	14.33	15.20	29.53	0.94

备注：编号为TP表示铁皮石斛，编号为HS表示霍山石斛

（二）柚皮素含量测定

1.对照品溶液制备　取柚皮素对照品适量，精密称定，加甲醇分别制成每毫升含柚皮素41.6 μg的对照品储备液。

2.供试品溶液制备　取石斛粉末（过四号筛）1.0 g，精密称定，置500 mL的圆底烧瓶中，加入80%甲醇100 mL，置水浴中加热回流4 h，取出，放冷，滤过，滤液蒸干，残渣加80%甲醇溶解，转移至5 mL容量瓶中，加80%甲醇稀释至刻度，摇匀，即得。

3.色谱条件　色谱柱：Kromalil 100-5 C_{18} 色谱柱（4.6 mm×250 mm，5 μm）；流动相乙腈（A）—甲醇（B）—0.4%磷酸溶液（C），梯度洗脱（0~10 min，10%~15 % A，10%~15 % B；10~30 min，15%~23% A，15%~23% B；30 ~ 35 min，23%~24% A，23%~24% B；35~45 min，24%~25% A，24%~25% B）；流速0.8 mL/min；柱温40℃；检测波长为290 nm。结果分离度良好，见图11-3。

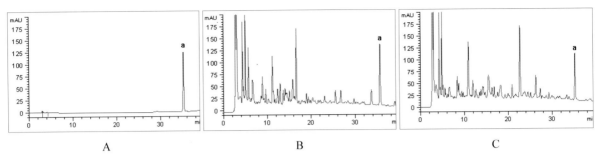

A.对照品； B.铁皮石斛； C.霍山石斛； a.柚皮素峰

图11-3　铁皮石斛与霍山石斛中柚皮素HPLC图谱

4.线性关系考察　分别精密吸取上述柚皮素对照品溶液（1 mL含柚皮素41.6 μg）0.5，1，2，5，10，15，20 μL，按拟定色谱条件进样分析，测定峰面积。以进样量为横坐标，色谱峰面积为纵坐标，进行线性回归。得柚皮素的回归方程为$Y=4254.2X + 2.9234$（$r=0.9999$），进样量在0.0208~0.832 μg。

5.精密度试验　精密吸取同一铁皮石斛供试品溶液（TP44）20 μL，重复进样6次，结果柚皮素平均峰面积为1579.63，RSD为1.1%，表明仪器精密度良好。

6.稳定性试验　精密吸取同一铁皮石斛供试品溶液（TP44）20 μL，分别在0，2，4，8，12，24 h进样，结果柚皮素峰面积RSD%为1.4%，供试品溶液在24 h内稳定。

7.重复性试验　取同一铁皮石斛供试品溶液（TP44）6份，分别制备供试品溶液，进样分析，按外标法计算含量，结果柚皮素的平均质量分数为0.1136 mg/g，RSD为2.9%，表明方法重复性良好。

8.准确度试验　取已含量铁皮石斛样品（TP44）0.5 g，精密称定，分别一定量加入约与药材等量的对照品溶液，平行制备6份，测定，计算加样回收率，结果见表11-5。

表11-5　铁皮石斛中柚皮素含量测定加样回收率试验

序号	称样量（g）	样品中量（mg）	测得量（mg）	回收率（%）	平均回收率（%）	RSD（%）
1	0.478 0	0.054 30	0.116 3	99.35		
2	0.513 3	0.058 31	0.123 2	104.06		
3	0.499 7	0.056 77	0.120 7	102.42	101.96	1.8
4	0.495 4	0.056 28	0.119 2	100.88		
5	0.480 2	0.054 55	0.117 8	101.33		
6	0.511 3	0.058 08	0.122 8	103.71		

9.样品的测定　精密吸取铁皮石斛、霍山石斛供试品溶液各20 μL，注入液相色谱仪，测定峰面积，计算含量，结果见表11-6。

表11-6　铁皮石斛与霍山石斛中柚皮素含量

样品编号	柚皮素含量（mg/g）	样品编号	柚皮素含量（mg/g）
HS1	0.040 3	TP46	0.122 4
HS11	0.090 0	TP47	0.070 1
HS12	0.060 0	TP48	0.065 2
HS13	0.062 8	TP49	0.053 2
HS14	0.084 3	TP50	0.079 3
HS15	0.055 8	TP51	0.098 7
HS16	0.084 8	TP52	0.065 2
TP44	0.111 7	TP53	0.091 8
TP45	0.055 5	TP54	0.077 8

三、讨论

（一）甘露糖与葡萄糖含量测定分析

曾采用2015版《中华人民共和国药典》铁皮石斛项下苯酚-硫酸法测定多糖含量，但实验过程发现影响因素很多，主要原因有供试品溶液制备过程离心程度不够，有时多糖部分沉淀成絮状悬浮于液面，在除去上清液过程中易造成损失；还有从加显色剂到测定吸光度的放置时间的差异也是造成误差的重要原因。在提高了离心转速以减少损失以及严格控制吸光度测定过程误差后，测定结果的RSD也常>5.0%。

2015版《中华人民共和国药典》铁皮石斛甘露糖含量测定项下采用乙腈—0.02 mol/L乙酸铵溶液等度洗脱的方法，研究发现，葡萄糖色谱峰有时受不同型号色谱柱、柱效、供试品溶液衍生试剂去除程度的影响，容易与衍生试剂峰重叠，有时也有拖尾现象。而改为梯度洗脱系统，葡萄糖色谱峰则能达到较好的分离度，相同的供试品溶液及色谱方法条件下，葡萄糖的峰面积也相对较大，能达到含量测定的要求。方法学研究表明重复性较好，通过不同型号色谱柱（Kromasil 100-5 C_{18}柱、Agilent Zorbax Eclipse XDB C_{18}）、流速、柱温的比较，也证明方法的耐用性较好。

经几批次苯酚—硫酸法测定的总多糖含量与酸水解柱前衍生法HPLC法测定单糖含量之和进行比较，结果甘露糖与葡萄糖含量之和接近总多糖含量，符合铁皮石斛的多糖主要由甘露糖与葡糖糖组成的规律。经过40多批样品的测定，除极少数样品外，甘露糖质量分数在12.75%~36.40%（均值为24.59%）、葡萄糖质量分数在2.93%~18.39%（均值为8.28%）基本符合2015版《中华人民共和国药典》甘露糖含量限度要求，甘露糖与葡萄糖质量分数之和在19.23%~54.58%（均值为

32.88%）以及峰面积比值在1.40%~6.62%也接近总多糖含量限度要求，而含量与产区的相关性不显著。而12批霍山石斛的甘露糖质量分数在14.33%~29.47 %（均值为22.28%）、葡萄糖质量分数在6.64%~15.20%（均值为11.47%）、质量分数之和范围25.73%~44.3 %（均值为33.75%）以及峰面积比值在0.94%~3.69 %基本也落在铁皮石斛范围期间，平均含量也基本与铁皮石斛一致，约33%，说明霍山石斛与铁皮石斛在多糖质量上的相似性。采用优化后的甘露糖与葡萄糖HPLC含量测定方法，以两者的含量之和替代误差大的总多糖含量测定指标，作为铁皮石斛与霍山石斛的定量质控指标均具有可行性。但依据2种石斛的总多糖含量、水解后的单糖含量或峰面积比值，则无法区分铁皮石斛与霍山石斛。

（二）柚皮素含量测定分析

柚皮素是石斛属药材含量较高的黄酮苷元，含量测定检测波长有290，280，310，270，226 nm等，经试验在290 nm有最大吸收，因此选择290 nm为检测波长。试验曾采用甲醇—0.2%磷酸作为流动相系统，柚皮素附近有杂质峰干扰，导致峰面积偏大，含量偏高。通过筛选改为乙腈—甲醇—0.4%磷酸梯度系统的三元系统能较好地排除杂质峰干扰。

供试品溶液的制备比较了甲醇—20%盐酸（4∶1）的混合溶液、甲醇，80%甲醇等不同溶媒不同回流时间的提取效果，结果显示采用甲醇—20%盐酸（4∶1）混合水溶液回流1，2，3 h的含量不稳定，回流时间与含量未呈现正相关的规律。而采用甲醇、80%甲醇为溶媒，回流时间与含量呈现正相关，回流4 h的提取效果明显优于2 h，说明柚皮素提取率与提取时间有直接关系，回流4 h可提取完全，80%甲醇与甲醇提取效果基本一致，因此，确定80%甲醇为溶媒回流时间4 h的方法。

本研究测得的铁皮石斛的柚皮素质量分数为0.053 2~0.122 4 mg/g，霍山石斛含量也落在铁皮石斛含量范围内，两者无显著性差异。含量范围与文献报道的结果有一定差异，而不同文献测定的结果差异也较大，提示石斛中柚皮素含量除了与测定方法的差异有关外，主要与样品来源差异有关。除了测定了多批次铁皮石斛与霍山石斛含量外，本研究也对2015版《中华人民共和国药典》收载的石斛及一些主要的常用石斛中的柚皮素含量也进行比较，结果显示铁皮石斛柚皮素含量除比安徽产的细茎石斛含量稍低外，基本高于齿瓣石斛、金钗石斛、流苏石斛等3种石斛中的含量，而鼓槌石斛则未检出柚皮素。由于柚皮素在多种多糖含量较高的贵重石斛中缺乏专属性，而且其含量与多糖含量之间的相关性不明显，总体含量亦未达到0.02%的含量限度要求，尚未能达到作为质量标准定量指标的常规标准要求，但可作为质量控制的参考。

（三）铁皮石斛与霍山石斛专属性分析

通过上述研究结果提示，多糖含量、水解后的单糖含量与柚皮素含量均缺乏专属性，铁皮石斛含量与产区的相关性不显著，无法区分铁皮石斛种源，也未能与霍山石斛进行区别，需结合其他专属性方法方能更好地对两种石斛进行区别。课题组发现铁皮石斛黄酮类成分具有种源差异性，霍山石斛黄酮苷类成分也较为丰富，2种石斛具有相似的黄酮苷类成分，能否从黄酮类成分角度达到有效鉴别两种石斛的目的，有待于后续研究。

第二节 道地产地铁皮石斛黄酮成分研究

石斛药用时间较早，《神农本草经》《名医别录》《本草经集注》《千金翼方》《本草图经》等著名的药学专著都对其有记载。历代本草所记载的石斛的产地和性状不尽相同，历史变迁、生态环境发生改变，石斛传统道地产地至今是否还有石斛资源分布？如今人工种植的铁皮石斛生长环境、外观性状是否与史料相符？因此有必要考证本草记载的石斛的历史分布区域，实地考察铁皮石斛生长环境，收集道地种源的样品开展研究。

指纹图谱和含量测定是中草药质量控制的重要手段，2015版《中华人民共和国药典》铁皮石斛质量标准以多糖、甘露糖、葡萄糖含量测定为依托，此方法不能鉴别铁皮石斛产地，铁皮石斛来源依然困扰着广大消费者。

本课题组研究石斛近十年，已基本考证石斛的本草记载，记录了铁皮石斛在多个道地产地的生长环境、外观性状，并与当地药农建立了合作关系，以保证后续研究的样品均为道地种源。课题组近年开展铁皮石斛大批次特征图谱和含量测定研究，初步将铁皮石斛划分为"浙江本地种""丹霞种""铁皮兰种"3个种源。

本研究通过本草考证、实地考察，以还原铁皮石斛原产地生长模式，收集道地种源铁皮石斛开展转录组测序和液质特征图谱研究，为今后通过黄酮成分测定评价铁皮石斛质量提供理论基础。

一、试药

1.铁皮石斛样品来源 本研究所有样品均为道地产地铁皮石斛，收集于云南、浙江、江西、福建、广东和广西。以上收集到的样品均为鲜品，经广州中医药大学魏刚研究员鉴定确为铁皮石斛，除去叶、根，以及泥沙后，切碎，60℃烘干，打粉，过三号筛（50目），备用。

2.标准品来源 新西兰牡荆苷Ⅱ、确新西兰牡荆苷Ⅰ、异莱心苷、芦丁，均为课题组前期从铁皮石斛叶中分离纯化制备而得，通过NMR，MS，HPLC进行结构分析和纯度测定，纯度都大于96%；夏佛塔苷购买于中国药品检定研究院，批号为111912-201302。

二、实验方法

（一）供试品溶液的制备

取铁皮石斛粉末约1 g，精密称定，置于100 mL锥形瓶中，加入甲醇50 mL，超声40 min，放冷，过滤；滤渣连同滤纸放入锥形瓶，第二次加入80%甲醇50 mL，超声4 0 min，放冷，过滤；合并两次续滤液，旋转蒸发仪浓缩至约2 mL，80%甲醇定容为约1 g/ mL，混匀，0.22 μm微孔滤膜过滤于液相瓶，置于4℃冰箱，作为供试品溶液备用。

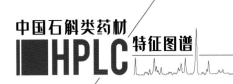
（二）对照品溶液的制备

精密称取夏佛塔苷、新西兰牡荆苷Ⅱ、新西兰牡荆苷Ⅰ、芦丁、异佛莱心苷，用80%甲醇溶解，使各标准品浓度均为0.5 mg/mL，过0.22 μm微孔滤膜，置于4℃冰箱，备用。

（三）液质指纹图谱研究

Hypersil GOLD C_{18}(100 mm × 2.1 mm ID, 1.9 μm, Thermo, USA)；流动相为0.2%甲酸（A）—乙腈（B），梯度洗脱（V/V）:0~5 min，7%(B)~11%(B)，5~18 min时11%(B)，18~25 min时11%(B)~12%(B)，25~35 min时12%(B)~15%(B)，35~50 min时15%(B)~17%(B)，50~70 min，17%(B)~28%(B)。柱温为30℃；紫外检测波长为340 nm；流速为200 μL/min，进样量为4 μL。

通过不断的摸索，优化调节离子阱质谱仪器参数，得到以下能将大部分成分打碎的质谱条件：雾化鞘气为高纯度氮气（40 psi）；雾化辅助气也为氮气（10 psi）；毛细管温度300℃；喷雾电压：3.5 kV；氦气为碰撞气体；碰撞能量：38 V；电喷雾离子扫描范围：50~1 000 Da。

（四）含量测定

含量测定的仪器是 Agilent 1100，色谱柱是 Kromasil 100-5 C_{18} (250 mm × 4.6 mm, 5.0 μm)。

三、实验结果

（一）三个产地铁皮石斛液相色谱—质谱分析

检测了对照品和三个产地铁皮石斛的供试品溶液，得到了对照品和三个产地样品的UPLC-UV图谱，UPLC-MS图谱见图11-4~图11-6。

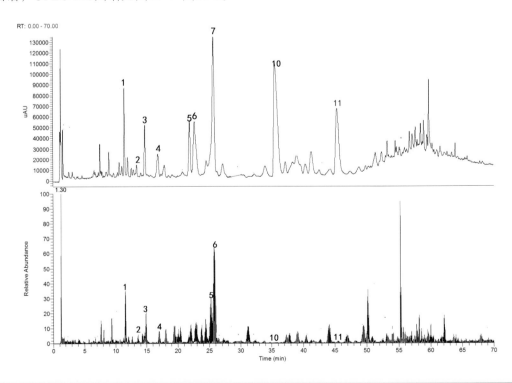

图11-4　广东铁皮石斛UPLC-UV，UPLC-MS色谱图

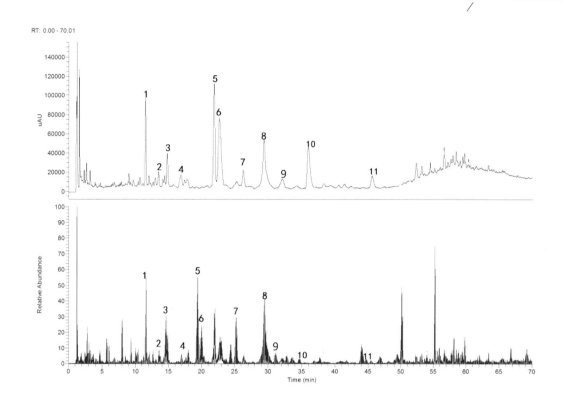

图11-5 广西铁皮石斛UPLC-UV，UPLC-MS色谱图

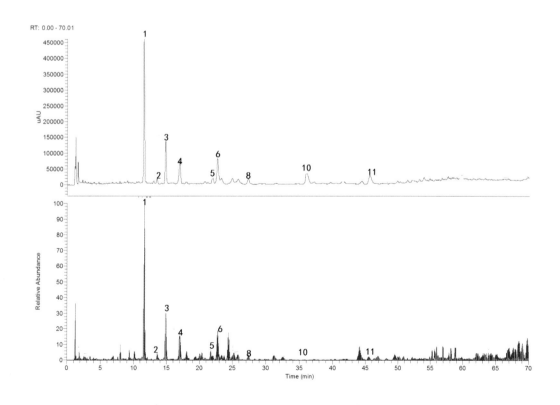

图11-6 浙江铁皮石斛UPLC-UV，UPLC-MS色谱图

（二）铁皮石斛化合物结构鉴定

分析不同产地铁皮石斛供试品溶液，图11-4~11-6为三个产地样品的色谱图，在负离子模式下，不同产地的铁皮石斛中的化合物存在差异。液质联用通过电喷雾一级质谱可确定化合物的相对分子质量，再通过多级质谱扫描得到各化合物裂解碎片信息，从而能够推测化合物的母核信息，特征官能团结构。基于在线HPLC-UV和ESI-MSn结合文献报道和比对标准品，就能够对化合物进行结构解析。本研究共标示出11个特征峰，并对其中的9个峰进行了指认（表11-7），大部分成分为三个产地公有成分，也有部分成分为某产地特有，可作为产地鉴别标识物。

在正离子模式下，铁皮石斛黄酮苷表现出系列［(M+H)-18］$^+$，并无太多有特征的碎片离子，对结构解析的意义不大。在负离子模式下，一部分黄酮苷的二级质谱裂解出一系列［(M-H)-90］$^-$，［(M-H)-120］$^-$，［(M-H)-60］$^-$的碎片离子，三级质谱则可观察到一系列［(M-H)-90-120］$^-$，［(M-H)-120-120］$^-$，［(M-H)-60-120］$^-$的碎片离子，这些碎片离子是黄酮C-苷典型的特征碎片离子，黄酮C-苷的键能较高，并不是整个糖苷键断裂，而是糖开环断裂为主的裂解方式。还有一部分黄酮苷碎片离子为［(M-H)-162］$^-$，［(M-H)-146］$^-$，［(M-H)-308］$^-$，这类碎片离子为黄酮氧苷的裂解碎片，黄酮O-苷的键能相对较低，裂解时以整个取代糖脱落。

表11-7　铁皮石斛黄酮成分结构解析

Peak no	RT(min)	Negative ions (m/z)	MS^n	Identification
1	7.45	593[M-H]$^-$	MS^2: 503.19, 473.01, 383.11, 353.09	Apigenin-6,8-di-C-β-D-glucoside
2	9.82	563[M-H]$^-$	MS^2: 503.08, 473.04, 443.08, 383.10, 353.07	Apigenin-6-c-β-D-xyloside-8-C-β-D-glucoside
3	10.85	563[M-H]$^-$	MS^2: 503.07, 473.03, 443.10, 383.06, 353.05	Isoschaftoside
4	11.58	563[M-H]$^-$	MS^2: 473.07, 443.10, 383.10, 353.09	Schaftoside
5	14.87	563[M-H]$^-$	MS^2: 473.09, 443.10, 383.18, 353.12	Apigenin-6-C-β-D-glucoside-8-C-α-L-arabinosid
6	19.28	609[M-H]$^-$	MS^2: 301.04, 271.09 ; MS^3: 271.07, 255.08, 179.00, 151.01	Rutin
7	20.04	577[M-H]$^-$	MS^2: 457, 383	Isoviolanthin
8	20.18	577[M-H]$^-$	MS^2: 457, 383	Violanthin
9	21.27	579[M-H]$^-$	MS^2: 417	Naringin

（三）铁皮石斛含量测定

为了对不同道地产地铁皮石斛样品进行含量测定，首先进行了方法学考察，包括5个标准品的线性、重复性、精密度、回收率考察（见表11-8、11-9），25批样品含量测定见表11-10。

从方法学考察结果可以看出，本研究所建立的方法可用作铁皮石斛特征黄酮成分的含量测定，不同产地的样品黄酮成分含量存在一定的差异。

表11-8　5个成分线性考察

Compounds	Regressionequation	R^2	Linear range(ng/mL)
Apigenin-6,8-di-C-β-D-glucoside	$Y=1770.70X + 11.105$	0.999 7	9.25~1 850
Apigenin-6-C-β-D-xyloside-8-C-β-D-glucoside	$Y=1889.51X + 5.476$	0.999 8	8.43~1 686
Schaftoside	$Y=2046.54X + 14.891$	0.999 8	7.14~1 428
Isoviolanthin	$Y=1719.51X - 4.4021$	0.999 9	119.51~2 390
Rutin	$Y=1202.72X + 11.916$	0.999 8	16.50~3 300

表11-9　重复性、精密度、稳定性、回收率考察

Compounds	Repeatability RSD(%) (n=6)	Precisions		Stability RSD (%) (n=6)	Recovery(%)				
		intra-day (n=6)	inter-day (n=3)		Content (μg)	Spiked (μg)	Found (μg)	mean ± SD	RSD (%)
Apigenin-6,8-di-C-β-D-glucoside	0.61	0.50	0.80	0.43	21.62	22.21	44.62	101.54	1.24
Apigenin-6-C-β-D-xyloside-8-C-β-D-glucoside	1.10	1.31	1.28	1.31	14.51	15.20	29.93	101.04	0.93
Schaftoside	2.60	1.84	2.32	2.13	2.90	2.81	5.90	102.11	2.93
Isoviolanthin	1.38	1.37	1.65	1.45	39.37	39.44	78.95	100.81	1.16
Rutin	1.50	2.57	2.45	2.190	6.61	6.32	12.91	100.72	1.84

表11-10　25批不同产地铁皮石斛含量测定 [mean ± SD (*n*=3)] (μg/g)

samples	Apigenin-6,8-di-C-β-D-glucoside	Apigenin-6-C-β-D-xyloside-8-C-β-D-glucoside	Schaftoside	Isoviolanthin	Rutin
GD1	68.42 ± 0.43	41.04 ± 0.71	9.04 ± 0.15	ND	606.82 ± 0.24
GD2	70.07 ± 0.49	36.33 ± 0.29	11.37 ± 0.13	ND	447.91 ±1.42
GD3	112.62 ± 0.24	19.82 ± 0.37	23.47 ± 0.26	ND	530.42 ± 0.42
JX1	20.62 ± 0.23	10.01 ± 0.15	2.31 ± 0.03	ND	364.25 ± 2.33
JX2	42.51 ± 0.12	34.66 ± 0.04	18.41 ± 0.08	ND	155.22 ± 0.11
JX3	48.36 ± 0.22	29.75 ± 0.18	30.82 ± 0.12	ND	243.81 ± 0.39
FJ	67.64 ± 0.15	46.74 ± 0.33	9.14 ± 0.14	ND	282.28 ± 0.53
ZJ1	86.63 ± 0.47	18.48 ± 0.32	16.61 ± 0.32	ND	ND
ZJ2	58.82 ± 0.43	24.31 ± 0.47	17.77 ± 0.32	ND	ND
ZJ3	105.55 ± 0.68	54.84 ± 0.15	16.73 ± 0.31	ND	ND
ZJ4	68.86 ± 1.28	42.24 ± 0.84	13.60 ±0.39	ND	ND
ZJ5	38.84 ± 0.81	22.46 ± 0.45	10.43 ± 0.09	ND	ND
ZJ6	61.91 ± 0.36	39.11 ± 0.55	12.65 ± 0.04	ND	ND
ZJ7	85.22 ± 0.81	27.38 ± 0.80	21.21 ± 0.54	ND	ND
ZJ8	62.74 ± 0.20	23.51 ± 0.16	16.30 ± 0.47	ND	ND
YN1	75.34 ± 0.44	21.60 ± 0.11	4.60 ± 0.13	164.74 ± 1.60	10.61 ± 0.60
YN2	84.70 ± 0.37	56.32 ± 0.11	11.43 ± 0.19	152.96 ± 0.29	24.81 ± 0.15
YN3	111.30 ± 0.31	52.54 ± 0.27	1.20 ± 0.11	232.73 ± 0.34	79.82 ± 0.21
YN4	36.34 ± 0.29	12.52 ± 0.27	5.62 ± 0.11	42.61 ± 0.31	13.31 ± 0.21
YN5	34.73 ± 0.41	12.08 ± 0.31	2.91 ± 0.32	78.83 ± 0.47	13.87 ± 0.14
GX1	90.51 ± 0.37	37.21 ± 0.12	12.20 ± 0.09	94.89 ± 0.74	8.89 ± 0.81

续表

samples	Apigenin-6,8-di-C-β-D-glucoside	Apigenin-6-C-β-D-xyloside-8-C-β-D-glucoside	Schaftoside	Isoviolanthin	Rutin
GX2	37.10 ± 0.31	13.53 ± 0.23	5.30 ± 0.09	76.77 ± 0.48	8.31 ± 0.17
GX3	37.04 ± 0.29	13.90 ± 0.06	5.31 ± 0.15	76.98 ± 0.82	8.34 ± 0.26
GX4	43.51 ± 0.17	8.52 ± 0.27	3.32 ± 0.16	100.25 ± 0.16	20.12 ± 0.15
GX5	47.98 ± 0.28	9.96 ± 0.24	2.91 ±0.12	110.87 ± 0.60	10.94 ± 0.27

ND, not detected

(GX.广西，YN.云南，GD.广东，JX.江西，FJ.福建，ZJ.浙江)

从图11-7可以看出，浙江的样品（浙江本地种）新西兰牡荆苷Ⅱ含量的比例较大；丹霞地貌的样品（丹霞种）芦丁含量较高，而在浙江的样品中芦丁含量较低，很难检测到；异佛莱心苷为云南和广西的样品（铁皮兰种）的专属性成分，在其他产区的铁皮石斛样品中未检测到。不同产地的样品均为铁皮石斛，但黄酮成分在种类和含量上具有较大差异，以某单一成分或某一产地铁皮石斛作为药典制定标准的依托，均不能综合全面的评价铁皮石斛质量。

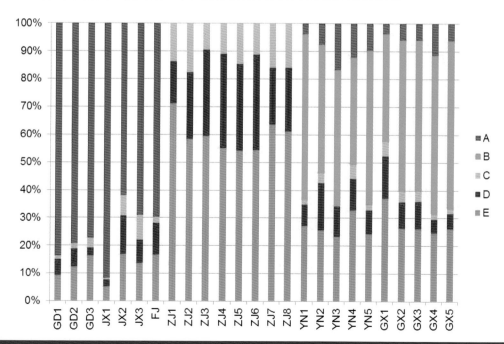

图11-7　25批铁皮石斛5个黄酮苷含量百分比（A.芦丁，B.异佛莱心苷，C.夏佛塔苷，D.新西兰牡荆苷Ⅰ，
E.新西兰牡荆苷Ⅱ，GX.广西，YN.云南，GD.广东，JX.江西，FJ.福建，ZJ.浙江）

多元统计分析结果见图11-8，主成分分析和聚类分析结果一致，即浙江本地种聚为一类，云南和广西聚为一类，广东、福建、江西等丹霞地貌聚为一类。分析结果与本课题组前期通过HPLC特征图谱将铁皮石斛划分为"铁皮兰种""浙江本地种""丹霞种"的结果相吻合，说明HPLC特征图谱结合含量测定作为铁皮石斛质量评价手段是合理的。

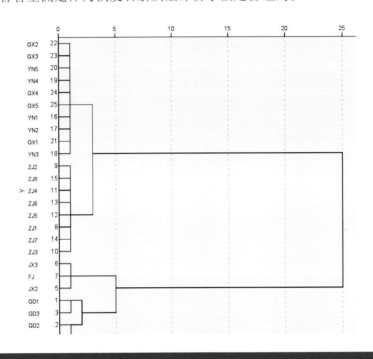

图11-8　25批铁皮石斛黄酮含量聚类分析 (GX.广西，YN.云南，GD.广东，JX.江西，FJ.福建，ZJ.浙江)

四、总结与讨论

铁皮石斛因其较高的养生保健价值而受到广大消费者青睐，但其生长缓慢，繁殖条件苛刻，使得中国乃至东亚的野生铁皮石斛资源濒临灭绝，甚至有部分学者认为野生铁皮石斛已经灭绝。本课题组长期专注于铁皮石斛研究，近十年来通过野外考察发现，中国尚存在野生铁皮石斛，其生长环境与古籍记载基本一致。我们考察了安徽、浙江、云南、广东、广西等十几个有记载的铁皮石斛的道地产区，发现野生铁皮石斛主要分布在广东、广西、云南和浙江，而这些地区也正是如今铁皮石斛药材的主要产地。《本草图经》记载了"春州石斛"和"温州石斛"，并从图谱上对这两地所产石斛加以区别，说明古人已经发现不同产地铁皮石斛外观上有差异。我们收集了以上道地种源铁皮石斛样品，广东产铁皮石斛茎颜色偏紫红、布满铁锈斑点，短小而粗壮；广西产铁皮石斛茎节明显，表面包裹白色鞘膜，外观类似"春州石斛"；浙江产铁皮石斛茎则偏绿而长，与"温州石斛"图一致。此外，还收集了各道地产地的大批次样品进行HPLC特征图谱和代表性黄酮含量测定研究，初步将铁皮石斛分为"浙江本地种""铁皮兰种"和"丹霞种"3个种源。

构建铁皮石斛科学全面的质量评价体系，需要厘清源头、考证铁皮石斛道地种源，利用化学指纹图谱和含量测定相结合，层层递进，寻找不同种源铁皮石斛的质量标志物，合理制定不同种源铁皮石斛标准药材。

第三节 霍山石斛与美花石斛多糖柱前衍生 HPLC 特征图谱比较

霍山石斛*Dendrobium huoshanense* C.Z.Tang et S.J.Cheng为兰科石斛属多年生草本植物，是我国本草中记载的有确切名称、产地来源、植物形态等描述的石斛属植物之一。药用石斛种类虽多，但霍山石斛局限分布于安徽省霍山县及邻近地区，以其味甘、黏质厚的上乘品质成为石斛中的极品，备受历代医家推崇，但目前尚未列入《中华人民共和国药典》。由于霍山石斛独特的生长环境要求，以及历代的采挖和近代生态环境的改变，其野生资源日趋稀少，濒临灭绝。导致市场上充斥各种假冒伪劣"霍石斛""霍斗""金霍斛"，因此研究一种真伪鉴别的技术非常必要。美花石斛*Dendrobium loddigesii* Rolfe又名环钗石斛，曾收载于2000年版《中华人民共和国药典》，主要分布于两广地区，其茎纤细而下垂，自然生成或盆栽时茎常呈半圆形弯曲匍状。因其生物形态与霍山石斛相似，市场上常加工冒充成霍山石斛，目前尚未见能有效鉴别两者的研究报道。多糖是霍山石斛中主要的活性成分之一，研究发现霍山石斛多糖具有抗氧化、抗肿瘤、抗白内障、降血糖、免疫调节等多种药理作用。因此，本课题在确保霍山石斛来源正品的基础上，对两种石斛多糖的鉴别进行了研究。

一、仪器与试药

（一）仪器

HP1200型高效液相色谱仪，美国 Agilent 公司；MS204S型电子天平，新西兰Mettler Toledo公司；HWS24型电热恒温水浴锅，上海一恒科技有限公司；DHG-9245A型电热恒温鼓风干燥箱，上海一恒科技有限公司；TDZ4-WS离心机，长沙湘智离心机仪器有限公司；TYXH-1 漩涡混合器，上海乔跃电子有限公司。

（二）试药

D-葡萄糖（批号：110833-201205，含量≥99%）、D-甘露糖（批号：140651-200602，含量≥99%）、D-半乳糖（批号：100226-201105，含量≥99%），中国药品生物制品检定院；D-葡萄糖醛酸（批号：121009，含量≥99%），D-半乳糖醛酸（批号：121106，含量≥99%）、D-木糖（批号：121026，含量≥99%），D-阿拉伯糖（批号：121103，含量≥99%），上海融禾医药科技有限公司；1-苯基-3-甲基-5-吡唑啉酮（PMP）（批号：A1216009），阿拉丁试剂上海有限公司；乙腈，色谱纯，德国Merk公司；水为纯化水；其他试剂均为分析纯。

10批霍山石斛（编号HS-1至HS-10）由九仙尊霍山石斛股份有限公司提供，经上海健康职业技术学院顺庆生教授鉴定系霍山石斛 *Dendrobioum huoshanense* C. Z. Tang et S. J. Cheng的新鲜茎；10批美花石斛（编号MH-1至MH-10）购自岭南花卉市场或网上店铺，经广州中医药大学第一附属医院黄月纯主任中药师鉴定，为美花石斛的新鲜茎。新鲜石斛均在60 ℃烘箱中减压干燥，备用。

二、方法与结果

（一）色谱条件

色谱柱为Kromasil 100-5 C$_{18}$（250 mm×4.6 mm, 5 μm）；流动相为乙腈（A）-0.02 mol/L的乙酸铵溶液（冰乙酸调pH值=6.7）（B），梯度洗脱：0~28 min，A为16.9%；28~38 min，A为16.9%→19.4%；38~55 min，A为19.4%；检测波长为250 nm；流速为1 mL/min；柱温为30 ℃；进样量为5 μL。

（二）对照品溶液的制备

分别取D-甘露糖、D-葡萄糖、D-阿拉伯糖、D-葡萄糖醛酸、D-半乳糖醛酸、D-半乳糖、D-木糖对照品适量，精密称定，加水制成单糖混合对照品溶液（D-阿拉伯糖、D-木糖浓度分别为0.08 mg/mL，其他单糖浓度均为0.20 mg/mL）。精密吸取单糖混合对照品溶液400 μL置5 mL的安瓿中，精密加入0.3 mol/L的氢氧化钠溶液400 μL，混匀，精密加入0.5 mol/LPMP 400 μL，在70 ℃条件下反应100 min。取出，放冷，精密加入0.3 mol/L的盐酸溶液450 μL，涡旋混匀，转移至5 mL离心管中，涡旋混匀。加入三氯甲烷2 mL，涡旋混匀，离心（3 500 r/ min）10 min，弃去三氯甲烷层，如此至少重复3次，至三氯甲烷层无颜色，水层即得对照品溶液。

（三）供试品溶液制备方法筛选

1.多糖溶液的制备　取霍山石斛粉末（过4号筛）约0.3 g，精密称定，加入80%乙醇50 mL，超声处理50 min，取出，滤过，滤渣与滤器用80%乙醇洗涤3次，每次10 mL，将滤渣连同滤纸置烧瓶中，加水200 mL，回流提取1 h，取出，趁热抽滤，残渣及烧瓶用热水洗涤4次，每次10 mL，合并滤液与洗液，浓缩至约10 mL，放冷，离心（3 500 r/min）20 min，上清液转移至10 mL量瓶中，加水至刻度，摇匀，转移至具塞三角瓶中，精密加入无水乙醇40 mL（慢加快搅），置5~10 ℃冰箱中放置12 h，离心（3 500 r/min）10 min，弃去上清液，沉淀加80%乙醇洗涤2次，每次10 mL，离心（3 500 r/min）10 min，再加无水乙醇洗涤2次，每次10 mL，离心（3 500 r/min）10 min，弃去上清液，沉淀加热水溶解，转移至5 mL量瓶中，放冷，加水至刻度，摇匀，即得粗多糖溶液。

2.多糖溶液的盐酸水解方法　精密吸取1.项下样品粗多糖溶液1 mL，置5 mL的安瓿中，精密加入3 mol/L的盐酸溶液500 μL，封口后置110 ℃条件下水解，取出，放冷，加入3 mol/L的氢氧化钠溶液调pH值至7.0。

3. PMP 衍生化方法　精密吸取2.项下的粗多糖水解溶液400 μL，置5 mL的安瓿中，精密加入0.3 mol/L的氢氧化钠溶液400 μL，混匀，精密加入0.5 mol/LPMP 400 μL，在70 ℃条件下衍生反应。取出，放冷，精密加入0.3 mol/L的盐酸溶液500 μL，移至5 mL离心管中，涡旋混匀。加入三氯甲烷2 mL，涡旋混匀，离心（3 500 r/min）10 min，弃去三氯甲烷层，如此至少重复3次，至三氯甲烷层无颜色，水层即得供试品溶液。

4.多糖溶液的盐酸水解时间的筛选　按2.项下方法试验，水解时间分别考察30，45，60，

75，90 min，所得粗多糖水解溶液按3.项下方法试验，衍生时间为100 min。精密吸取所得供试品溶液各5 μL，按（一）项下色谱条件进样分析。以供试品溶液所得 HPLC 图谱主要共有特征峰的峰面积和作为衡量指标，不同水解时间试验结果见图11-9。由图11-9可见随着多糖趋于完全水解，当水解时间超过45 min，曲线呈下降趋势，确定45 min为最佳水解时间。

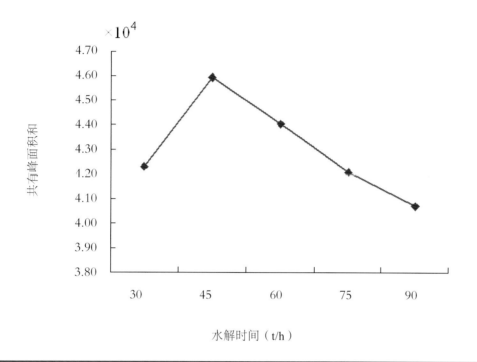

图11-9　不同水解时间对霍山石斛多糖PMP-HPLC特征图谱共有峰面积和的变化趋势图

5.PMP 衍生时间的筛选　按2.项下方法试验，取水解时间为60 min所得的粗多糖水解溶液按3.项下方法试验，衍生时间分别考察60，80，100，120，140 min，精密吸取所得供试品溶液各5 μL，按（一）项下色谱条件进样分析。以供试品溶液所得HPLC图谱主要共有特征峰的峰面积和作为衡量指标，结果见图11-10。由图11-10可见随着衍生时间的延长，主要共有特征峰的峰面积和随之升高，衍生时间为100 min多糖趋于反应完全，当衍生时间超过100 min，曲线开始下降，确定100 min 为最佳水解时间。

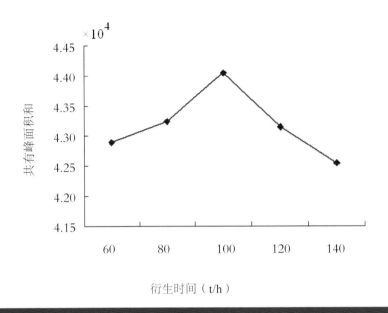

衍生时间（t/h）

图11-10 不同衍生时间对霍山石斛多糖PMP-HPLC特征图谱共有峰面积和的变化趋势图

6.供试品溶液制备方法 精密吸取1.项下霍山石斛样品粗多糖溶液1 mL，置5 mL的安瓿中，精密加入3 mol/L的盐酸溶液500 μL，封口后置110 ℃条件下水解45 min，取出，放冷，加入3 mol/L的氢氧化钠溶液调pH值至7.0，即得粗多糖水解溶液。精密吸取粗多糖水解溶液400 μL，置5 mL的安瓿中，精密加入0.3 mol/L的氢氧化钠溶液400 μL，混匀，精密加入0.5 mol/L PMP 400 μL，在70 ℃条件下衍生反应100 min。取出，放冷，精密加入0.3 mol/L的盐酸溶液500 μL，移至5 mL离心管中，涡旋混匀。加入三氯甲烷2 mL，涡旋混匀，离心（3 500 r/min）10 min，弃去三氯甲烷层，如此至少重复3次，至三氯甲烷层无颜色，水层即得霍山石斛供试品溶液。按霍山石斛供试品溶液制备方法对美花石斛进行同样筛选，结果表明可采用霍山石斛相同方法制备。

（四）方法学考察

1.精密度试验 精密吸取霍山石斛供试品溶液5 μL，连续进样6次，结果所测的指纹图谱与所得的共有模式的相似度均大于0.99，表明精密度良好，符合指纹图谱研究要求。

2.稳定性试验 精密吸取霍山石斛供试品溶液5 μL，分别在0，3，6，9，12，24 h进样，结果所测的指纹图谱与所得的共有模式的相似度均大于0.99，表明24 h内供试品溶液稳定性较好，符合指纹图谱研究要求。

3.重复性试验 取同一批霍山石斛样品，依法制备6份供试品溶液并进样分析，结果所测的指纹图谱与所得的共有模式的相似度均大于0.99，表明重复性良好，符合指纹图谱研究要求。

（五）特征图谱的建立与分析

1.混合单糖对照品分析 精密吸取（二）项下混合单糖对照品溶液5 μL，按（一）项下色谱条件进样分析得到色谱图，见图11-11。

2.共有峰的确定及参照峰的选择 按前述方法制备10批霍山石斛样品及10批美花石斛样品的

供试品溶液，按前述色谱条件进样分析，结果霍山石斛和美花石斛均标示出6个共有峰。经对照品保留时间定位及色谱峰紫外光谱分析，鉴别了6个共有峰（D-甘露糖、D-半乳糖醛酸、D-葡萄糖、D-半乳糖、D-木糖、D-阿拉伯糖），选择峰3（D-葡萄糖）为参照峰（S），分别计算各共有峰的相对保留时间与相对峰面积，结果见表11-11及表11-12。

3.相似度分析　采用国家药典委员会中药色谱指纹图谱相似度评价系统软件（2004A版），以均值法生成特征图谱共有模式，10批霍山石斛及10批美花石斛样品重叠图及共有模式图谱见图11-12～图11-15。分别以霍山石斛共有模式、美花石斛共有模式为对照分析各批次样品相似度，结果见表（11-13）。

表11-11　霍山石斛多糖柱前衍生HPLC特征图谱分析

峰号	相对保留时间（均数±标准差）	相对峰面积										（均数±标准差）	成分
		HS-1	HS-2	HS-3	HS-4	HS-5	HS-6	HS-7	HS-8	HS-9	HS-10		
1	0.440±0.001 5	3.615	3.705	2.168	2.690	2.448	2.049	2.437	2.579	2.218	3.326	2.724±0.607 4	D-甘露糖
2	0.872±0.003 9	0.006 1	0.004 0	0.003 6	0.009 2	0.004 1	0.002 1	0.001 7	0.003 8	0.003 2	0.008 9	0.004 7±0.002 6	D-半乳糖醛酸
3（S）	1.000	1.000	1.000	1.000	1.000	1.000	1.000	1.000	1.000	1.000	1.000	1.000	D-葡萄糖
4	1.088±0.007 3	0.030	0.021	0.013	0.018	0.012	0.006 9	0.010	0.014	0.011	0.030	0.017±0.008 0	D-半乳糖
5	1.127±0.007 0	0.011	0.006 8	0.006 2	0.006 9	0.006 7	0.004 2	0.004 9	0.007 4	0.006 0	0.011	0.007 1±0.002 3	D-木糖
6	1.146±0.008 4	0.018	0.012	0.008 7	0.011	0.009 5	0.005 0	0.005 3	0.007 9	0.006 3	0.018	0.010±0.004 7	D-阿拉伯糖

表11-12　美花石斛HPLC特征图谱分析

峰号	相对保留时间（均数±标准差）	相对峰面积										（均数±标准差）	成分
		MH-1	MH-2	MH-3	MH-4	MH-5	MH-6	MH-7	MH-8	MH-9	MH-10		
1	0.435±0.004 8	0.718	0.709	0.819	0.753	0.679	0.982	0.673	0.952	0.926	0.816	0.803±0.115 8	D-甘露糖
2	0.828±0.007 1	0.007 7	0.001 1	0.002 9	0.002 4	0.007 2	0.001 8	0.001 5	0.014	0.066	0.003 1	0.011±0.019 9	D-半乳糖醛酸
3（S）	1.000	1.000	1.000	1.000	1.000	1.000	1.000	1.000	1.000	1.000	1.000	1.000	D-葡萄糖
4	1.097±0.003 3	0.009 3	0.009 4	0.019	0.017	0.042	0.011	0.011	0.015	0.058	0.019	0.021±0.016 1	D-半乳糖
5	1.137±0.004 4	0.005 3	0.007 3	0.010	0.005 5	0.031	0.004 7	0.004 6	0.008 8	0.033	0.010	0.012±0.010 8	D-木糖
6	1.155±0.004 4	0.005 4	0.009 0	0.011	0.008 0	0.032	0.006 8	0.005 8	0.009 8	0.043	0.011	0.014±0.012 8	D-阿拉伯糖

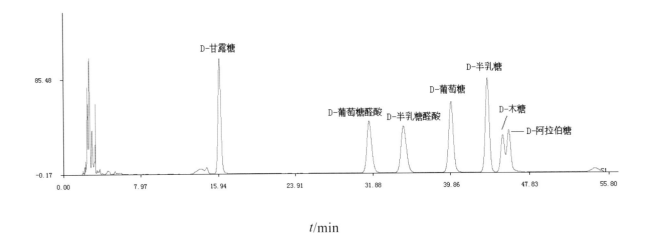

图11-11 7种单糖对照品柱前衍生HPLC图谱

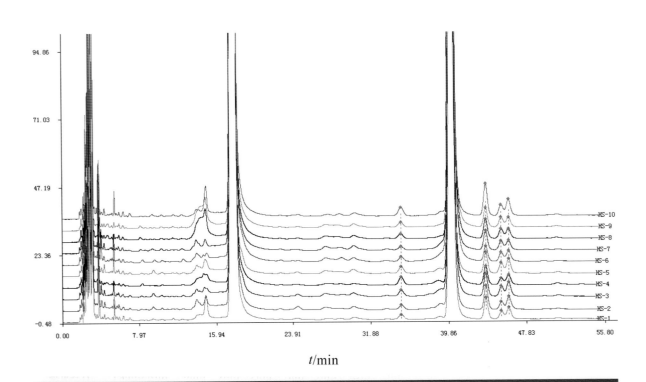

图11-12 10批霍山石斛多糖柱前衍生HPLC特征图谱重叠图

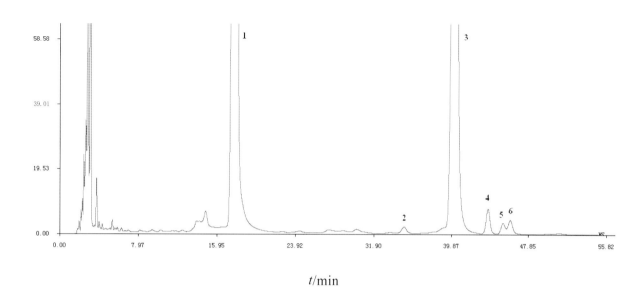

图11-13　霍山石斛多糖柱前衍生HPLC特征图谱共有模式

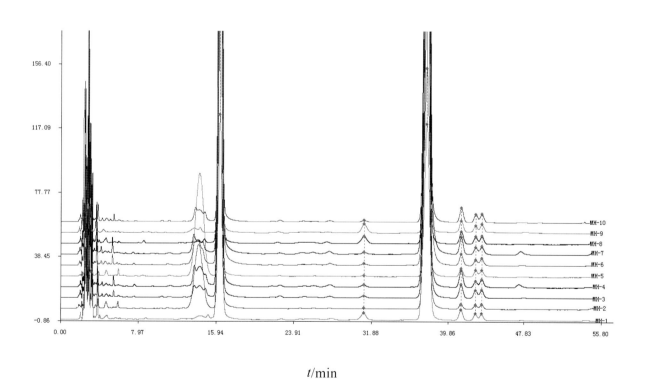

图11-14　10批美花石斛多糖柱前衍生HPLC特征图谱重叠图

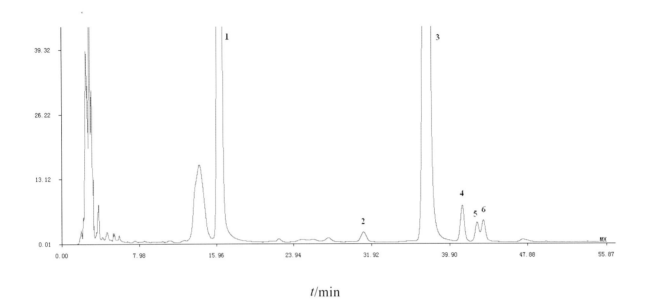

t/min

图11-15　美花石斛多糖部位指纹图谱共有模式

表11-13　霍山石斛与美花石斛多糖柱前衍生HPLC特征图谱相似度

霍山石斛编号	霍山石斛相似度		美花石斛编号	美花石斛相似度	
	霍山石斛模式为对照	美花石斛模式为对照		美花石斛模式为对照	霍山石斛模式为对照
HS-1	0.994	0.815	MH-1	0.998	0.840
HS-2	0.994	0.811	MH-2	0.999	0.837
HS-3	0.998	0.898	MH-3	0.998	0.873
HS-4	1.000	0.862	MH-4	1.000	0.852
HS-5	1.000	0.877	MH-5	0.996	0.825
HS-6	0.997	0.907	MH-6	0.996	0.914
HS-7	1.000	0.878	MH-7	0.996	0.824
HS-8	0.999	0.894	MH-8	0.997	0.907
HS-9	0.999	0.894	MH-9	0.934	0.901
HS-10	0.997	0.828	MH-10	1.000	0.872
霍山石斛模式	1.000	0.871	美花石斛模式	1.000	0.871

三、讨论

本试验对霍山石斛、美花石斛多糖进行盐酸酸水解时间、PMP衍生时间范围进行考察，以共有特征峰的峰面积和作为评价指标，确定了较优的水解和衍生条件：水解时间45 min和衍生时间100 min。

研究分析10批霍山石斛及10批美花石斛样品，分别建立了其多糖柱前衍生HPLC特征图谱，均标示及鉴定出6个特征峰（D-甘露糖、D-半乳糖醛酸、D-葡萄糖、D-半乳糖、D-木糖、D-阿拉伯糖）；以均值法生成的共有模式为对照，10批霍山石斛、美花石斛的相似度分别为0.994～1.000，0.934～1.000，同种石斛相似度均较高。以美花石斛共有模式为对照，10批霍山石斛的相似度为0.811~0.907，以霍山石斛共有模式为对照，美花石斛的相似度为0.825~0.914，霍山石斛与美花石斛共有模式之间的相似度为0.871，表明这两种石斛多糖特征图谱之间具有相对较大的差异。

比较了10批霍山石斛与10批美花石斛多糖中甘露糖与葡萄糖峰面积的比值，结果霍山石斛甘露糖与葡萄糖峰面积比值均大于2.0（2.05～3.71），而美花石斛甘露糖与葡萄糖峰面积比值均小于1.0（0.67～0.98），与霍山石斛比较差异明显，因此采用多糖特征图谱相似度分析以及甘露糖与葡萄糖的峰面积比值来鉴别霍山石斛与美花石斛，具有一定意义。

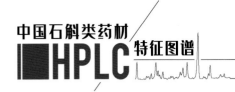

参考文献

［1］顺庆生,魏刚,王雅君.石斛类药材品种的历史和现状［J］.中药新药与临床药理,2017,28（06）:838-843.

［2］马继兴.神农本草经辑注［M］.北京:人民卫生出版社,1995:76.

［3］苏敬.新修本草［M］.卷六.上海:上海科学技术出版社,1957:162.

［4］张存惠.重修政和经史证类备用本草［M］.卷六.北京:人民卫生出版社,1957:164.

［5］唐慎微.证类本草.饮定四库全书［M］.卷六.上海:上海古籍出版社,1991:740-272.

［6］寇宗奭.本草衍义［M］.卷七.北京:人民卫生出版社,1990:48.

［7］李时珍.本草纲目 校点本 第2册［M］.卷二十.北京:人民卫生出版社,1977:1383.

［8］赵学敏.本草纲目拾遗上册［M］.卷三.北京:人民卫生出版社,1957.

［9］吴其濬.植物名实图考长编［M］.卷十三.北京:商务印书馆,1959:753 .

［10］木村康一,等.中药石斛的几个新种［J］.上海: J. Shanghai, Sc. Inst. Ⅲ, 1936: 121.

［11］木村康一,等.中药石斛的生药学研究（第一报）［J］.上海:上海自然科学研究所汇报,1936:6.

［12］木村康一,等.中药石斛的生药学研究（第二报）［J］.上海:上海自然科学研究所汇报,1937:7,11.

［13］中国医学科学院药物研究所.中药志 第3册［M］.北京:人民卫生出版社,1960:33-48.

［14］吉占和.中国石斛的初步研究［J］.植物分类学报,1980,18（4）:427.

［15］沙文兰,罗金裕.中药石斛鉴定研究——Ⅰ.石斛原植物和药材调查［J］.药学学报,1980,15（6）: 351-358.

［16］李满飞,等.中药石斛的鉴定研究［C］.华东地区中药资源和质量鉴定讨论会论文集,1985:26.

［17］马国祥，李满飞.商品石斛的调查及鉴定（Ⅲ）［J］.中草药,1995,26（7）:370-372.

［18］马国祥.反相高效液相色谱法测定18种石斛类生药中chrysotoxene，erianin及chrysotoxine的含量［J］.中国药科大学学报,1994（2）: 103-105.

［19］包雪声,顺庆生,陈立钻.中国药用石斛［M］.上海:上海医科大学出版社,2001,05.

［20］包雪声,顺庆生,张申洪,等.中国药用石斛图志［M］.上海:上海科学技术文献出版社,2005.

［21］叶强.介绍广西桂林地区的石斛［J］.中药通报,1958,4（3）:103-104.

［22］叶强.广西地道药材简介——蛤蚧和石斛［J］.广西中医药,1988（1）:26-27.

［23］张荣川.贵州名药·石斛［J］.贵阳中医学院学报,1985（4）:53-54.

［24］梁翠资,等.贵州产"石斛"类药材的商品分类［J］.贵州药学在前进,1987:64.

［25］郑博仁.云南石斛属药材现状及其原植物［J］.中国中药杂志,1990,15（01）:9-12.

［26］李江陵,肖小河.四川石斛属药用植物资源调查［J］.中国中药杂志,1995,20（01）:7-9.

［27］唐振缙,程式君.中药"霍山石斛"原植物的研究［J］.植物研究,1984,4（03）:141-146.

［28］程式君,唐振缙.中国石斛属新发现［J］.云南植物研究,1984,6（03）:280-284.

［29］中国商品知识编写组.中国商品知识中册［M］.广州:广东科技出版社,1989:30-33.

［30］黄海欣.豫西山区的石斛属药用植物［J］.中药材,1993,16（07）:17-18.

［31］包雪声,顺庆生.上海市石斛类药材的调查与鉴定［J］.中药材,1999,22（02）:61-63.

［32］包雪声,顺庆生,叶愈青,等.石斛类药材枫斗的历史及现状［J］.中药材,1999,22（10）:540-542.

［33］国家药典委员会.中华人民共和国药典:一部［S］.北京:人民出版社,1963:67-68.

［34］国家药典委员会.中华人民共和国药典:一部［S］.北京:人民出版社,1977:14.

［35］国家药典委员会.中华人民共和国药典:一部［S］.北京:化学工业出版社,2000:70.

［36］国家药典委员会.中华人民共和国药典:一部［S］.北京:化学工业出版社,2005:62.

［37］国家药典委员会.中华人民共和国药典:一部［S］.北京:中国医药科技出版社,2010:85.

［38］国家药典委员会.中华人民共和国药典:一部［S］.北京:中国医药科技出版社,2015:92-93.

［39］中国科学院.中国高等植物图鉴第5册［M］.北京:北京科学出版社,1994:686.

［40］吉占和.中国植物志［M］.第19卷.北京:科学出版社,1999:67-257.

［41］包雪声,顺庆生.对《中华人民共和国药典》2005年版（一部）石斛药材的收载原则、植物基源及拉丁学名等问题的商榷［J］.中成药,2005,27（08）:1002.

［42］魏刚,顺庆生,杨明志.石斛求真［M］.成都:四川科学技术出版社,2014.

［43］顺庆生.中药石斛的新资源——齿瓣石斛（紫皮）［J］.中国现代中药,2011,13（11）:23-24.

［44］魏刚,顺庆生,戴亚峰,等.霍山石斛HPLC特征图谱研究［J］.中成药,2014,36（12）:2642-2644.

［45］魏刚,顺庆生,李名海,等.中华仙草 霍山石斛［M］.成都:四川科学技术出版社,2015:3,211.

［46］顺庆生,魏刚,何祥林,等.中华枫斗［M］.昆明:云南科学技术出版社,2016：44-55.

［47］魏刚,顺庆生,黄月纯,等.3种铁皮石斛种源HPLC特征图谱比较研究［J］.中药新药与临床药理,2014,25（04）:467-471.

［48］梁芷韵,谢镇山,黄月纯,等.铁皮石斛黄酮苷类成分HPLC特征图谱优化及不同种源特征性分析［J］.中国实验方剂学杂志,2019,25（01）:22-28.

［49］顺庆生,徐一新,魏刚,等.中药石斛正本清源之霍山石斛［J］.广东药科大学学报,2019,35（01）:22-26.

［50］魏刚,顺庆生,戴亚峰,等.霍山石斛HPLC特征图谱研究［J］.中成药,2014,36（12）:2642-2644.

［51］Chengfeng Wu, Shuhua Gui, Yuechun Huang, et al. Characteristic fingerprint analysis of Dendrobium huoshanense by ultra-high performance liquid chromatography-electrospray ionization-tandem mass spectrometry［J］. Analytical Methods, 2016,8（18）:3802-3808.

［52］陈志辉,罗明,魏刚,等.不同产地金钗石斛HPLC特征图谱的比较［J］.广东药学院学报,

2014,30（06）:707-712.

［53］黄月纯,杨丽娥,魏刚,等.齿瓣石斛HPLC特征图谱［J］.药物分析杂志,2012,32（11）:
2071-2076.

［54］周楚娟,任晋,张俊仪,等.美花石斛HPLC特征图谱研究及其与水煎液相关性分析［J］.
中药新药与临床药理,2017,28（05）:663-667.

［55］张俊仪,任晋,周楚娟,等.美花石斛的质量研究及其与近似种石斛的比较［J］.中药新药与
临床药理,2018,29（03）:335-341.

［56］柯汉女,陈志辉,黄凯伟,等.叠鞘石斛HPLC特征图谱的研究［J］.广东药学院学报,2015,31
（06）:755-758.

［57］陶盛昌,陈志辉,黄凯伟,等.流苏石斛与其他黄草类石斛HPLC特征图谱的比较研究［J］.
中药新药与临床药理,2016,27（02）:238-241.

［58］杨丽娥,黄月纯,魏刚,等.兜唇石斛HPLC特征图谱研究［J］.中药新药与临床药理,2012,23
（03）:299-302.

［59］Zhiyun Liang, Junyi Zhang, Yuechun Huang, et al. Identification of flavonoids in Dendrobium
huoshanense and comparison with those in allied species of Dendrobium by TLC, HPLC and
HPLC coupled with electrospray ionization multistage tandem MS analyses［J］. Journal of
Separation Science,2019;1–17.https://doi.org/10.1002/jssc.201801021.

［60］王雅文,梁芷韵,谢镇山,等.铁皮石斛与霍山石斛中甘露糖、葡萄糖及柚皮素的含量比较
［J］.中国实验方剂学杂志,2019,25（01）:35-42.

［61］Chunhua Zhou, Zhenshan Xie, Zhouxi Lei, et al. Simultaneous identification and determination
of flavonoids in Dendrobium officinale［J］. Chemistry Central Journal,2018,12（1）,40-50.

［62］黄月纯,叶家宏,戴亚峰,等.霍山石斛与美花石斛多糖柱前衍生HPLC特征图谱比较
［J］.中药新药与临床药理,2014,25（06）:725-730.